AMIENA ZYLLA

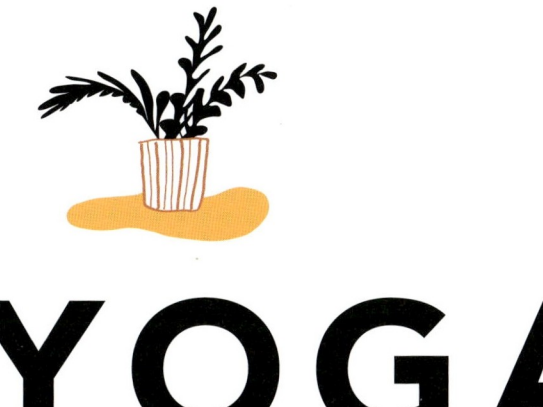

YOGA

EINFACH WIE NOCH NIE

Inhalt

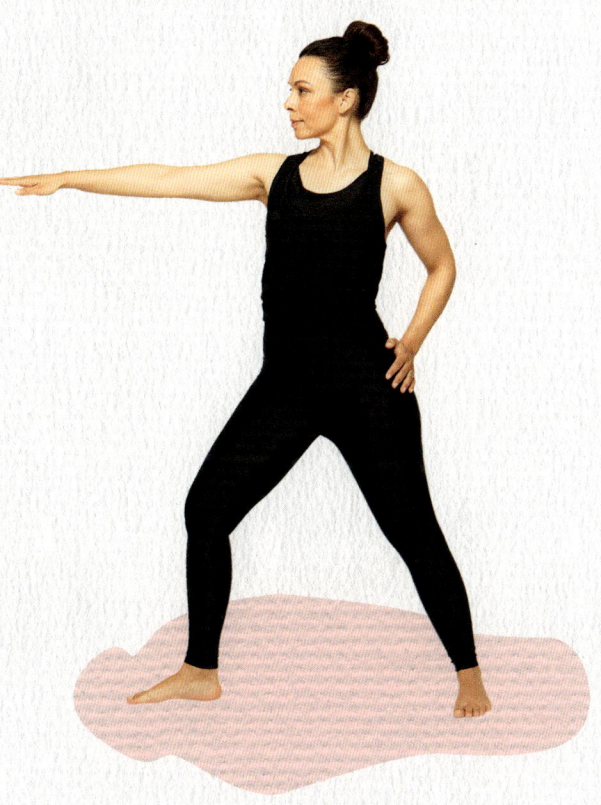

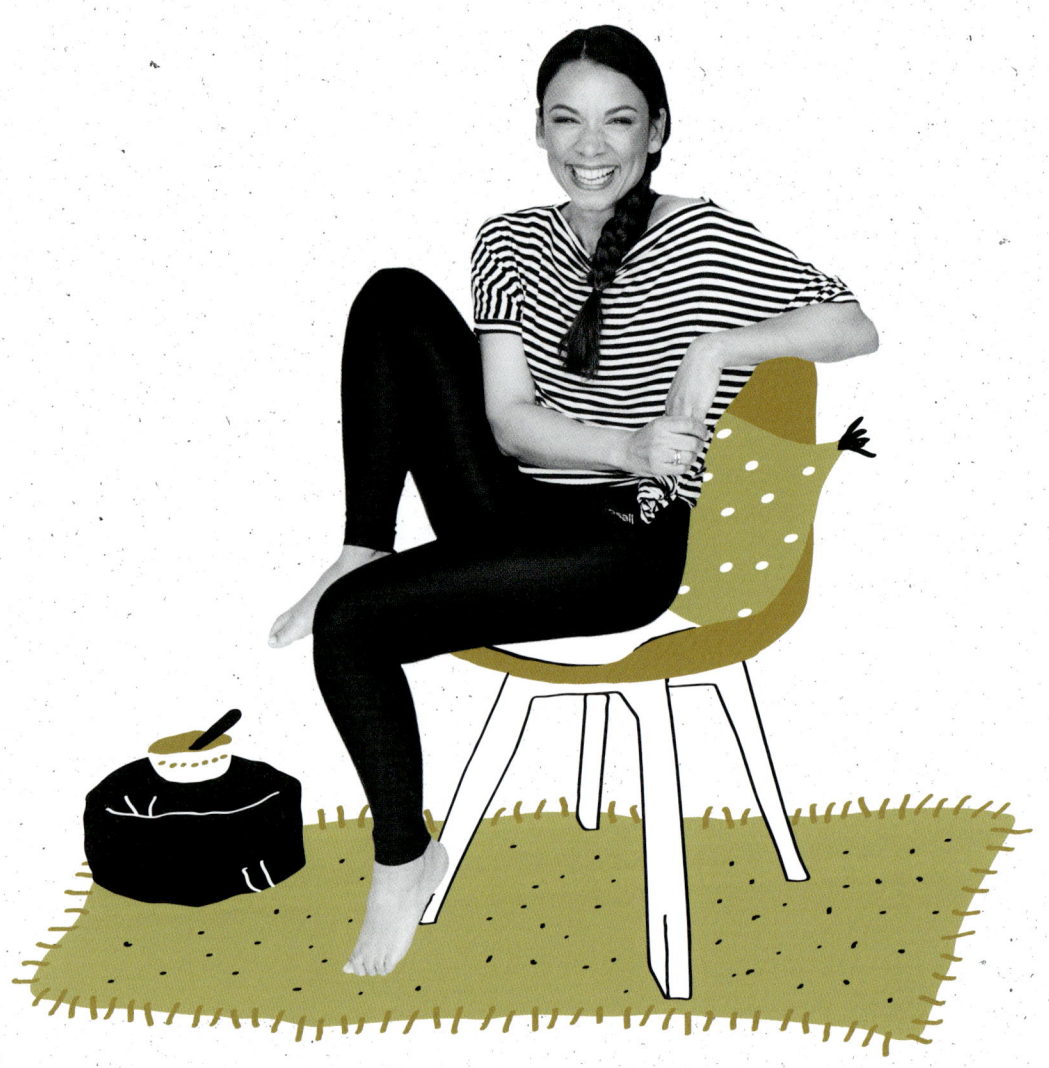

Hallo, du!

Schön, dass du Lust auf Yoga hast und dass ich dich bei deinen ersten Schritten begleiten darf. Du wirst sehen: Aller Anfang ist einfach. Jawohl, einfach. Streck mal einen Arm nach oben aus. Siehst du, das war doch nicht schwer, oder? Und das war schon deine erste Yogaübung. Atme jetzt einmal tief ein und aus. Sehr gut, das war deine allererste Atemübung.

Beim einfachsten Yoga der Welt bin ich step by step bei dir. Wer ich bin? – Ich bin Amiena, Tänzerin, Bewegungspädagogin, Coach, Studiobetreiberin, Ehefrau eines Illustrators, Mama einer tollen Tochter … Dass ich heute da bin, wo ich bin, ist keine Selbstverständlichkeit. In meiner ersten Heimat in Südafrika durfte ich aufgrund meiner Hautfarbe keine Ballettschule besuchen. Erst in Deutschland konnte ich Tänzerin werden und meinen Weg gehen. Ich glaube, meine Vergangenheit ist der Grund dafür, weshalb ich mit den Menschen in meinen Kursen nach der Einfachheit und mehr Freiheit strebe. Yoga kann auch einfach und trotzdem effektiv sein. Auch wenn es in den Sozialen Medien anders »verkauft« wird – mit durchtrainierten Menschen in 100-Euro-Leggings, im Handstand oder kunstvoll verrenkt. Mit knapp 25 Jahren Unterrichtserfahrung, vor allem mit meinen Anfängerklassen, weiß ich, dass das alles ziemlich fernab von jeglicher Yogarealität ist. Ich möchte dich deshalb ermutigen, hier und jetzt mit mir anzufangen. Dabei wirst du sehen, dass Yoga einfach geht. Bereit? Dann lass uns beginnen.

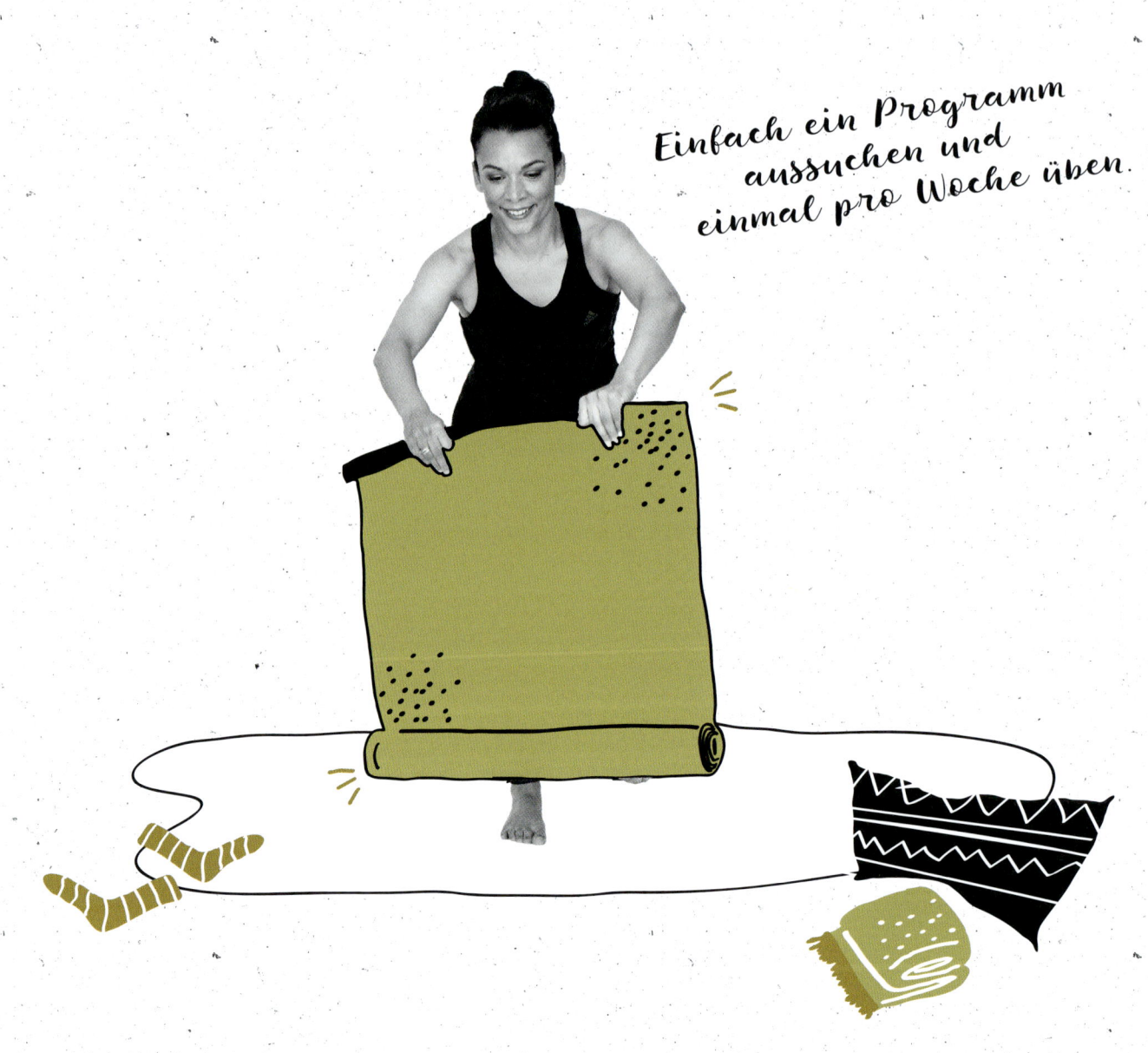

Einfach ein Programm aussuchen und einmal pro Woche üben.

Aller Anfang ist leicht

Du willst Yoga entdecken? Super! Dann bist du hier richtig. Ich habe für dich fünf einfache Programme zusammengestellt, mit denen du sofort loslegen kannst. Sie heißen Hüftöffner, Rückbeugen, Drehhaltungen, Vorbeugen und Balancehaltungen. Am besten übst du regelmäßig, damit dir Yoga Beweglichkeit, Muskeln und Entspannung schenkt. Das Prinzip ist einfach: Erst mal rausfinden, was für ein Sitz- und Liegetyp du bist, dann das Programm aussuchen und mit dem Warm-up loslegen. Jedes Programm endet mit einer Ausgleichs- und Atemübung und einem schönen Gedanken, der dich in deine Abschlussentspannung begleiten wird.

Anfang und Ende deiner Yogastunde

Jede Yogastunde beginnt mit einer Einstimmung im Sitzen und endet mit einer Entspannung im Liegen. Damit du es bequem hast, finde erst mal heraus, welcher Sitz- und Liegetyp du bist.

Welcher Sitztyp bist du?

Am besten stimmst du dich in einem bequemen aufrechten Sitz ein. Hier bedarf es ein wenig des Ausprobierens, um herauszufinden, wie du am besten sitzt. Sitzt du lieber im Schneidersitz – an der Wand oder frei – oder im Fersensitz, auf einer Decke oder einem Kissen? Stress dich nicht: Es ist ganz normal, dass du jetzt noch an tausend Dinge denkst. Nimm einfach alles gelassen hin, egal was kommt.

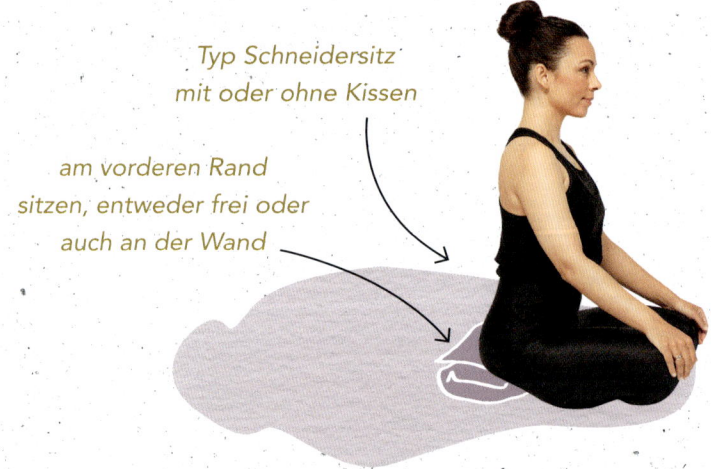

Typ Schneidersitz mit oder ohne Kissen

am vorderen Rand sitzen, entweder frei oder auch an der Wand

Deine individuelle Sitzposition benötigst du zum einen für deine Einstimmungsphase, bevor es mit einem der fünf Übungsprogramme losgeht, aber auch für das Warm-up. Ich persönlich sitze am liebsten auf einer Decke oder einem Yogablock.

Welcher Liegetyp bist du?

Jede Yogaeinheit endet mit einer Abschluss-entspannung. Die Abschlussposition nennt man Shavasana. Traditionell liegt man dabei mit ausgestreckten Beinen auf dem Rücken. Du darfst dir aber aussuchen, wie du liegst: auf dem Rücken, dem Bauch oder auf der Seite. Wenn du dich für die Rückenlage entscheidest, leg ruhig ein Kissen oder ein zusammengefaltetes Hand-tuch unter deinen Kopf. Das entspannt deinen Nacken. Wenn du keinen Termin mehr hast, dann go with the flow. Falls noch etwas ansteht, stell dir einen Timer, damit du nicht dauernd auf die Uhr schauen musst. Nimm dir mindestens zehn Minuten Zeit.

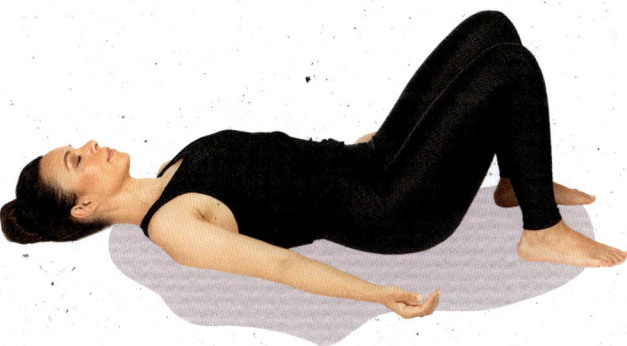

Playlist: Falls du Musik genauso liebst wie ich, dann sei so frei und übe mit deinem Sound. Ich habe dir hier meine persönliche Yogaplay-list zusammengestellt, die ich auch gerne für den Unterricht verwende. Musik bringt mich immer in eine be-stimmte Stimmung und beeinflusst meine eigene Yogapraxis maßgeb-lich. Wenn ich für mich übe, lass ich eine Playlist auch mal nach Zufalls-prinzip laufen und dann kann es schon mal passieren, dass ich tanze oder völlig wild herumspringe, an-statt Yoga zu üben.

→ *American Beauty* (Soundtrack)
→ Beck – Morning
→ Ben Howard – Promise
→ Bruno Merz – Lele's Song (eigent-lich alle Songs von ihm)
→ Coldplay – Magic, O & Oceans
→ *Honig im Kopf* (Soundtrack)
→ Junip – After All Is Said and Done
→ Ludovico Einaudi (fast alle Alben)
→ Luke Sital-Singh – Dark
→ Max Richter – Dream 13 (minus even)
→ Peter Bradley Adams
→ Philipp Dittberner – Vorhang auf
→ The Civil Wars – Poison & Wine
→ The xx – Together

Jetzt geht's los

Bevor du mit deinem Hauptprogramm beginnst, ist es wichtig, dass du dich aufwärmst. Beginne also immer mit diesen Übungen. Übrigens, wenn du einmal zu wenig Zeit für ein Hauptprogramm hast, dann sind die Warm-up-Übungen super als Kurzprogramm geeignet.

Nackendehnung

1. Nimm deinen Lieblingssitz ein.
2. → Bild a
   Zieh mit den Händen am Hinterkopf dein Kinn nach unten zur Brust.
3. Halte 30 Sekunden.

Armkreise

1. → Bild b
   Kreise die Arme 10-mal nach hinten und 10-mal nach vorne.

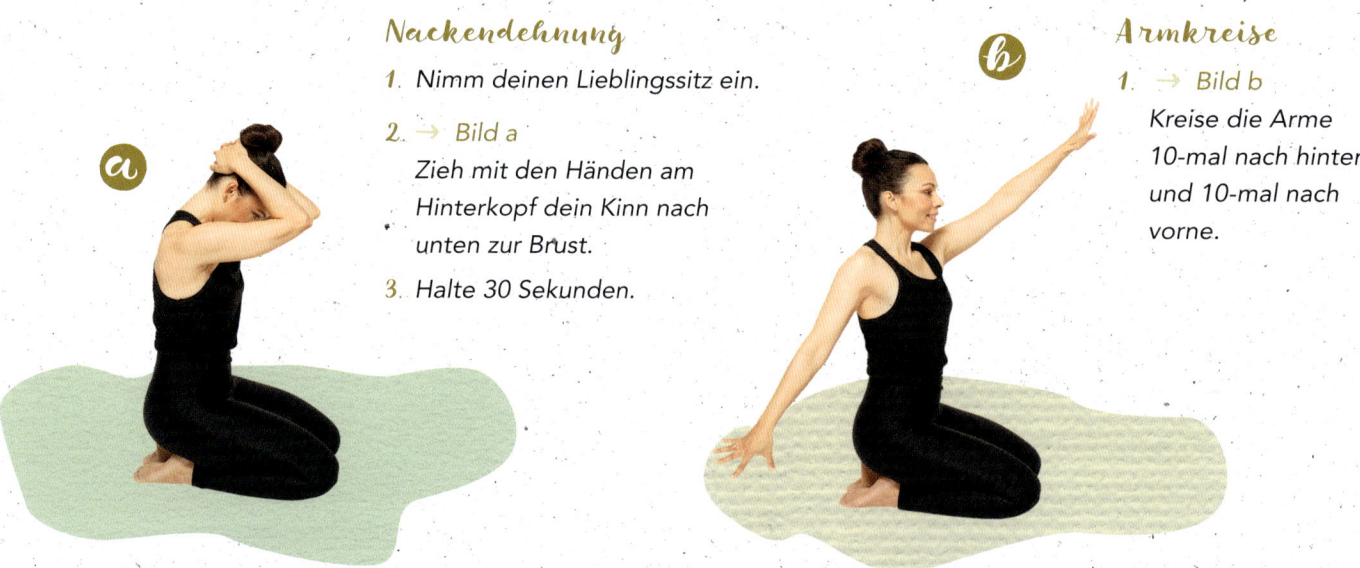

Sitzende Katze/Kuh

1. → Bild c

   Beug die Arme eng am Körper, streck deinen Rücken.

2. → Bild d

   Streck deine Arme nach vorne auf Schulterhöhe aus, zieh das Kinn zum Brustbein und runde den Rücken.

3. Kreise deine Handgelenke 5-mal nach außen und 5-mal nach innen.

4. Wiederhole 5- bis 10-mal.

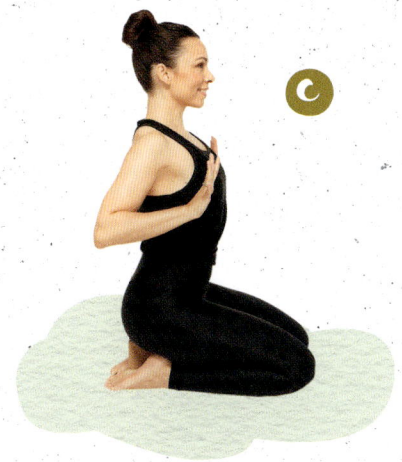

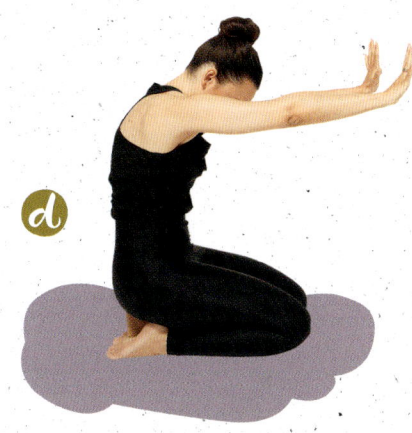

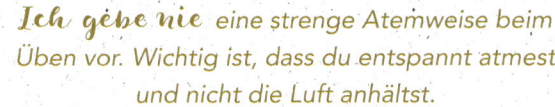

Schulteraufzug

1. → Bild e

   Zieh deine Schultern im Wechsel hoch und runter.

2. Wiederhole 10- bis 15-mal.

Ich gebe nie eine strenge Atemweise beim Üben vor. Wichtig ist, dass du entspannt atmest und nicht die Luft anhältst.

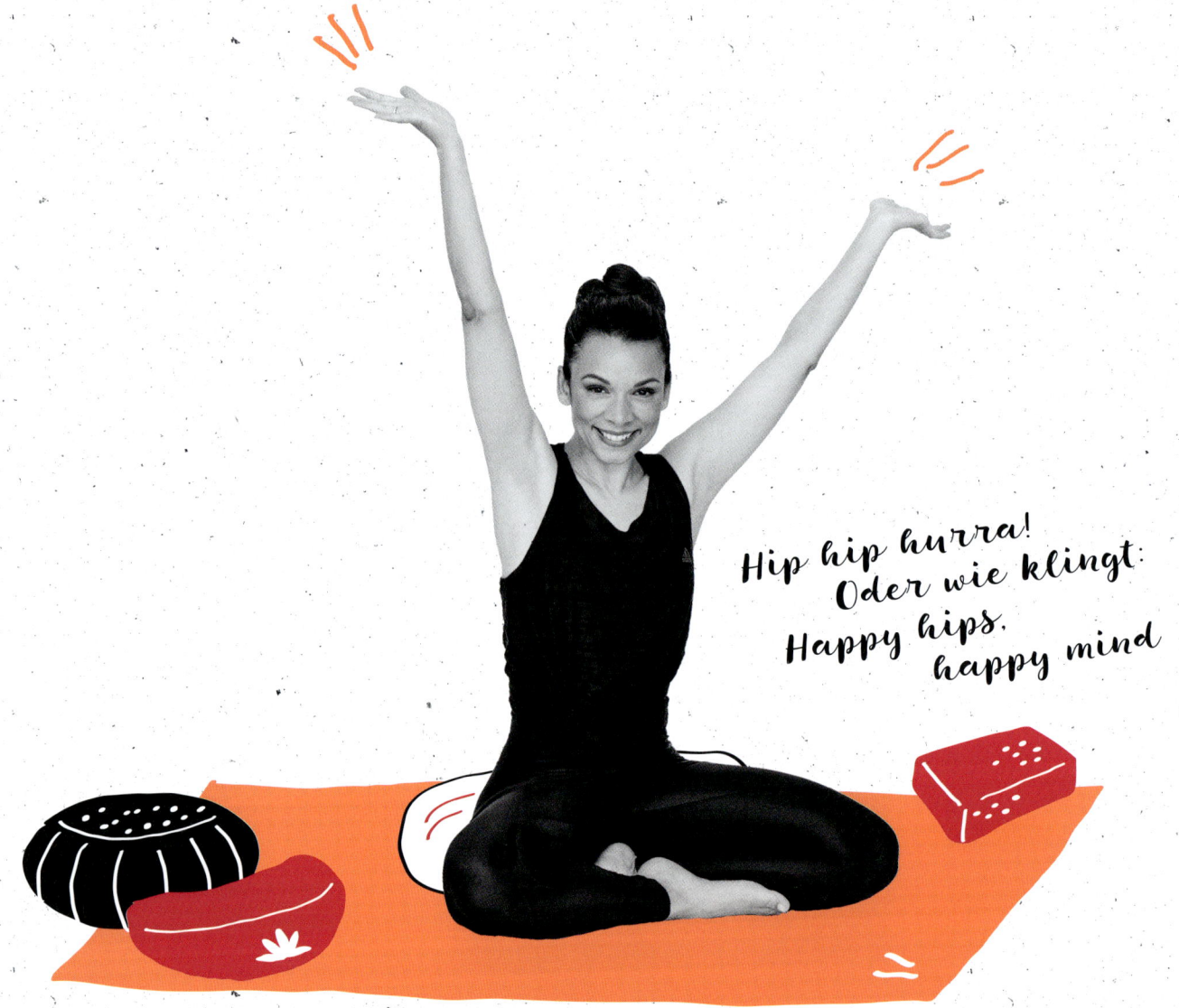

Hip hip hurra!
Oder wie klingt:
Happy hips,
happy mind

Programm 1: Hüftöffner

Lass los und befrei dich von emotionalem Ballast.
Denn Stress und Anspannung fühlen sich am wohlsten in
den Hüften. Möchtest du dich wieder etwas leichter fühlen,
dann übe dieses Hüftöffner-Programm. Auch dein unterer Rücken wird
sich freuen. Tritt ein in das »Tor zur Freiheit«, indem deine Hüftgelenke
beweglicher und offener werden, und gewinn so mehr Leichtigkeit
in deinem Leben.

Liegender Schneidersitz

1 → Bild a

Leg dich auf den Rücken und über-
kreuz deine Beine zum Schneidersitz.

2 Streck die Arme über Kopf aus.

*eine Faustlänge
Abstand zwischen
Kinn und Brustbein*

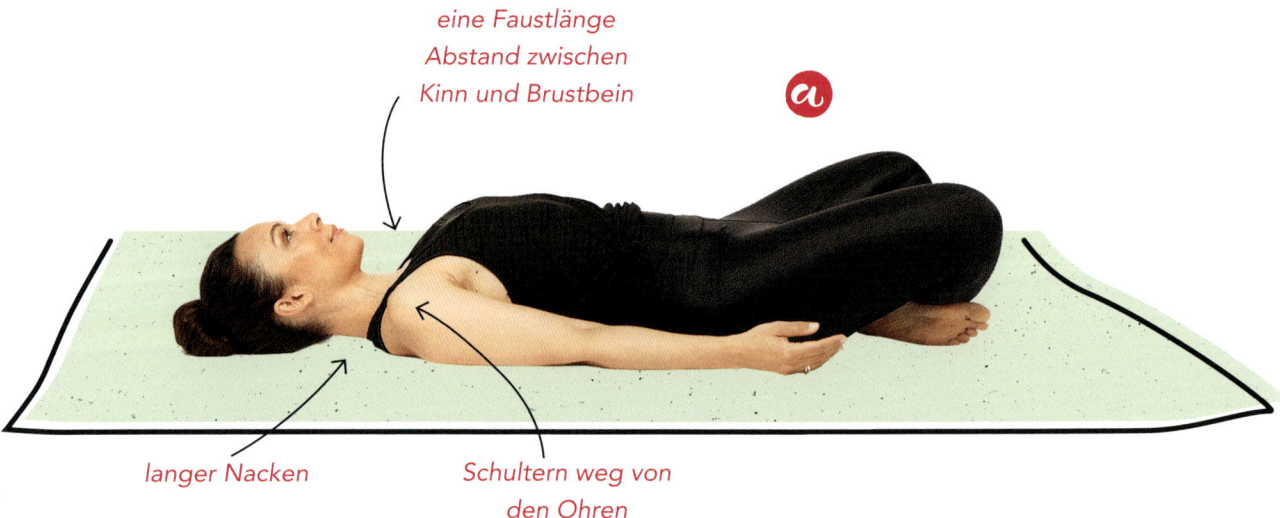

langer Nacken

*Schultern weg von
den Ohren*

3

→ Bild b

Dreh deine Handflächen zueinander.
Halte für eine Minute.

4

Überkreuze die Beine anders-
herum. Halte wieder für eine Minute.

*Daumen liegen
am Boden*

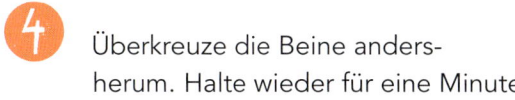

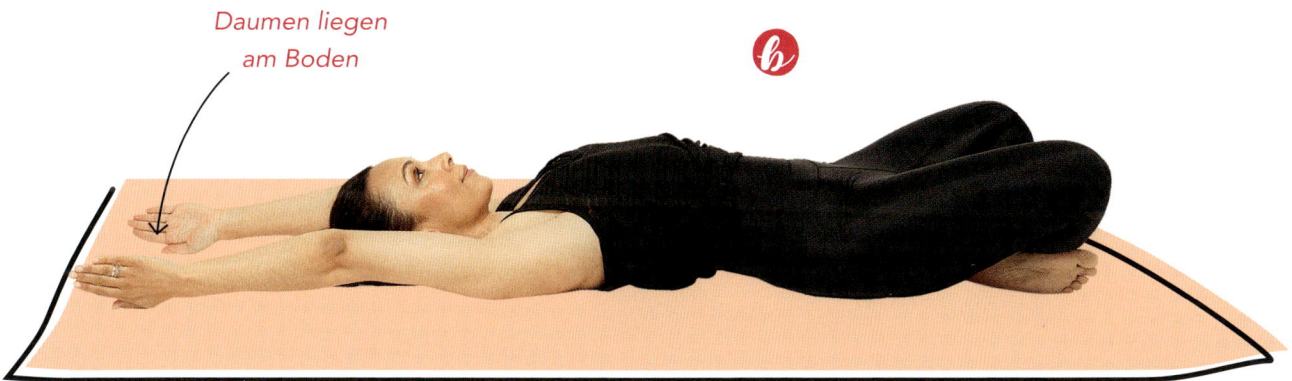

*Folge deinem Impuls, wie du den Übergang von einer
Übung zur nächsten machen möchtest. Mit der Zeit wirst du deine
eigene Routine entwickeln.*

Oberschenkel kreisen

1 Zieh die Oberschenkel im Liegen in Richtung Brustkorb.

2 → Bild a
Leg die Hände auf die Knie.

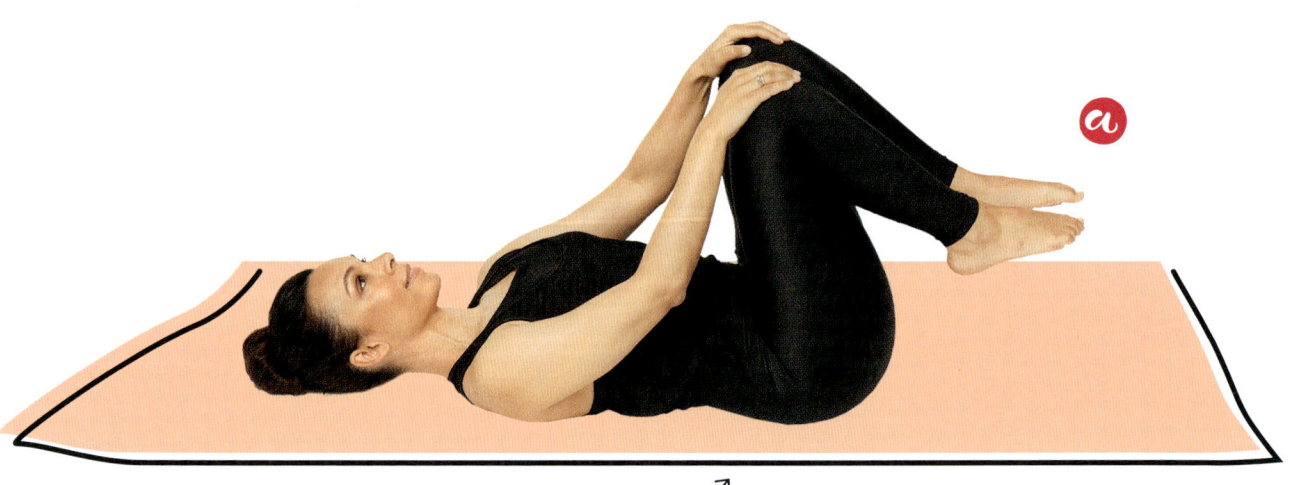

unterer Rücken am Boden

3 → Bild b

Kreise deine Beine 10- bis 15-mal von innen nach außen.

Schultern entspannt

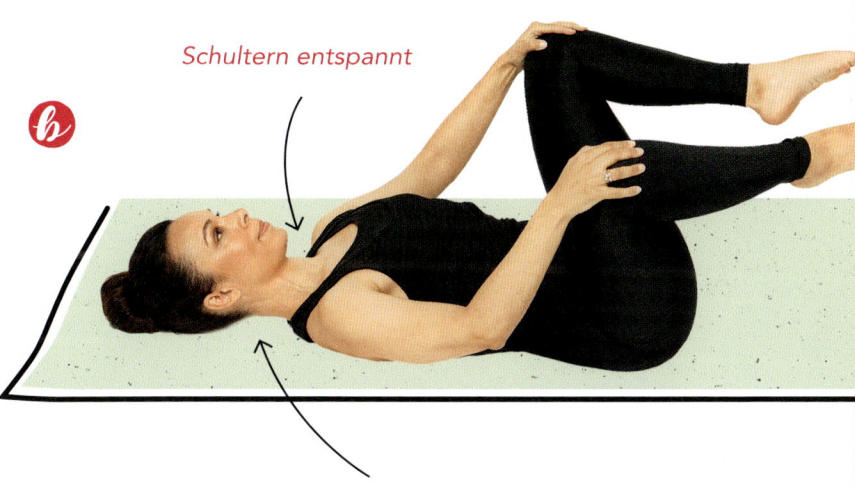

langer Nacken

So geht es mir bei Hüftöffnern

Weißt du, ich bin auch nicht supergelenkig in den Hüften und trotzdem wurde ich Tänzerin und Yogalehrerin. Wir alle kommen mit einer bestimmten Knochenanatomie auf die Welt. Und die bestimmt, bei welchen Übungen wir uns leichter tun oder eben nicht. Da es im Yoga sehr viele Hüftöffner gibt, kann das schnell frustrierend werden. Aber mach einfach und schau, wie es sich anfühlt. Wenn es in den Oberschenkelinnenseiten zieht, dann ist das gut. Was du nicht spüren solltest, ist ein punktueller, brennender und stechender Schmerz.

Liegender Schmetterling

1 Leg deine Fußsohlen aneinander.

2 Bilde mit den Händen zwei Fäuste.

3 Stütz deine Oberschenkel von unten mit deinen aufgestellten Fäusten.

4 Halte für eine Minute.

Deine Beine und Hüften entspannen noch besser, wenn du anstatt deiner Fäuste zwei Kissen oder zwei Yogablöcke unter deine Oberschenkel legst.

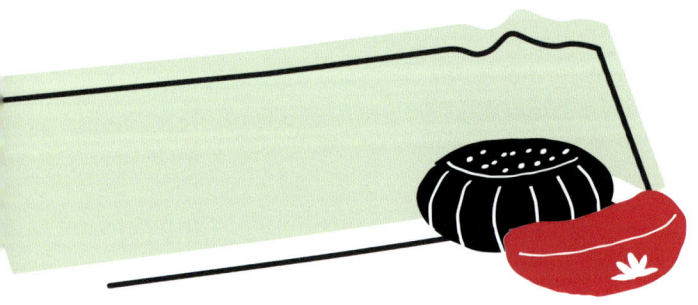

Übungen heißen im Yoga Asanas (aus dem Sanskrit: Sitz).

Dein Nacken ist entspannter, wenn du ein Kissen oder eine Decke unter den Kopf legst.

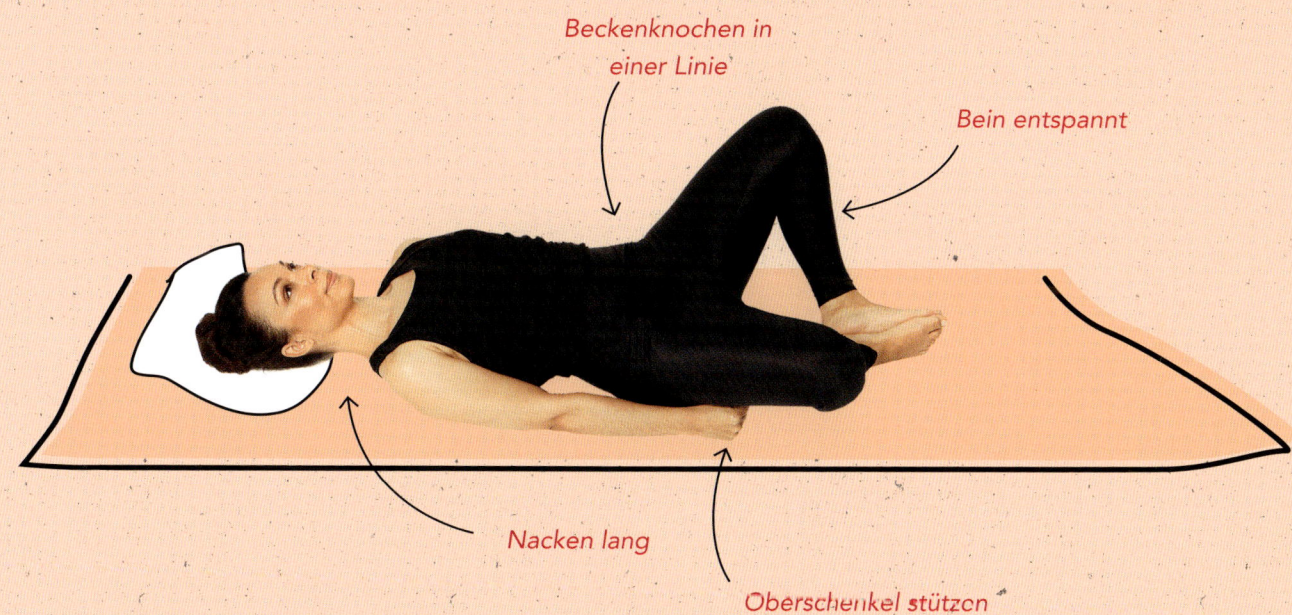

Beckenknochen in einer Linie

Bein entspannt

Nacken lang

Oberschenkel stützen

Eidechse

1 Leg dich mit gestreckten Beinen
auf deinen Bauch.

2 Bilde mit den Händen ein Kissen.

3 → Bild a
Leg deine Stirn auf die Hände.

langer Nacken

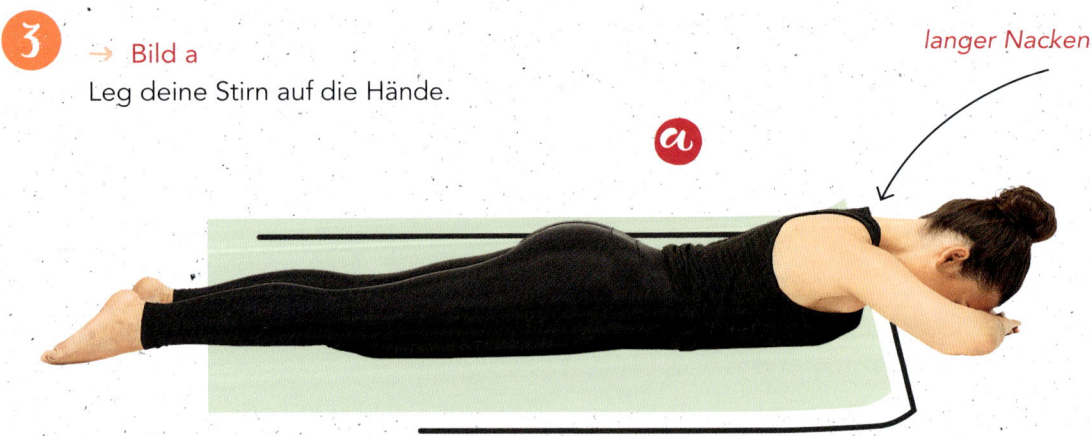

a

Stress dich nicht! *Wenn du eine
Übung mal nicht so lange halten kannst wie angegeben,
ist das auch in Ordnung.*

4 → **Bild b**
Winkle dein linkes Bein seitlich an.
Halte für eine Minute.

5 Wechsle die Seite.

Schambein in die
Matte drücken.

unterer Rücken
lang

aktiv gestrecktes
Bein

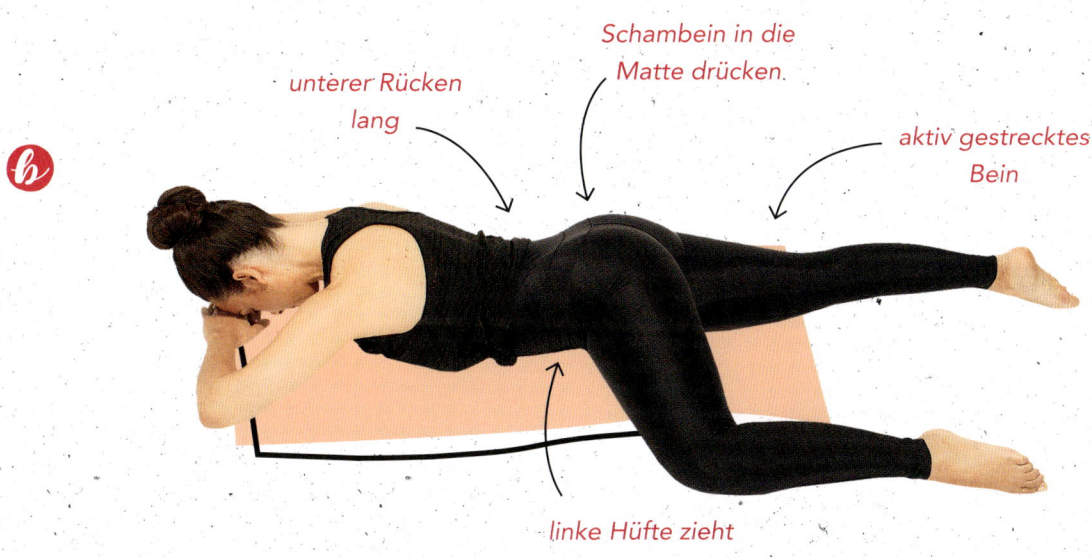

linke Hüfte zieht
zum Boden

Gebeugte Grätsche

1 Komm zum Sitzen.

2 Winkle deine Beine an.

3 Öffne deine Beine schulterbreit.

4 Platziere deine Hände auf den Schienbeinen.

5 Drück die Hände gegen die Beine.

6 Zieh dich nach oben und streck den Rücken. Halte für eine Minute.

Wenn dich die Yogalust so richtig gepackt hat, dann kannst du gerne auch zwei- bis dreimal pro Woche üben.

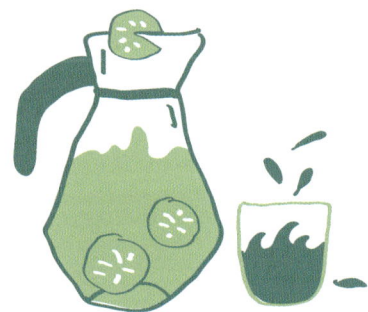

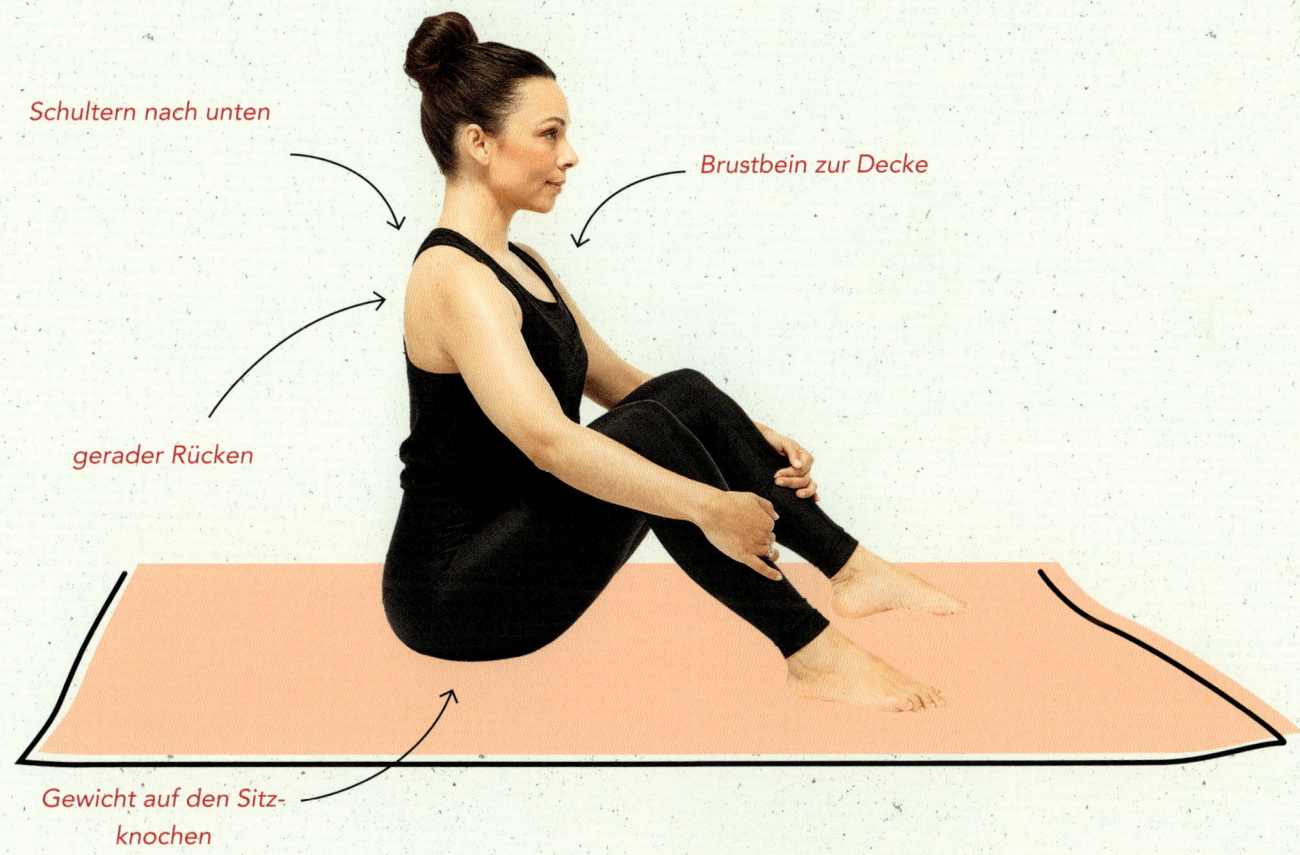

Schultern nach unten

Brustbein zur Decke

gerader Rücken

Gewicht auf den Sitz-
knochen

Nutze gerne für jede Sitzposition *eine Decke*
oder ein Kissen zur Sitzerhöhung.

Vorgebeugter Schneidersitz

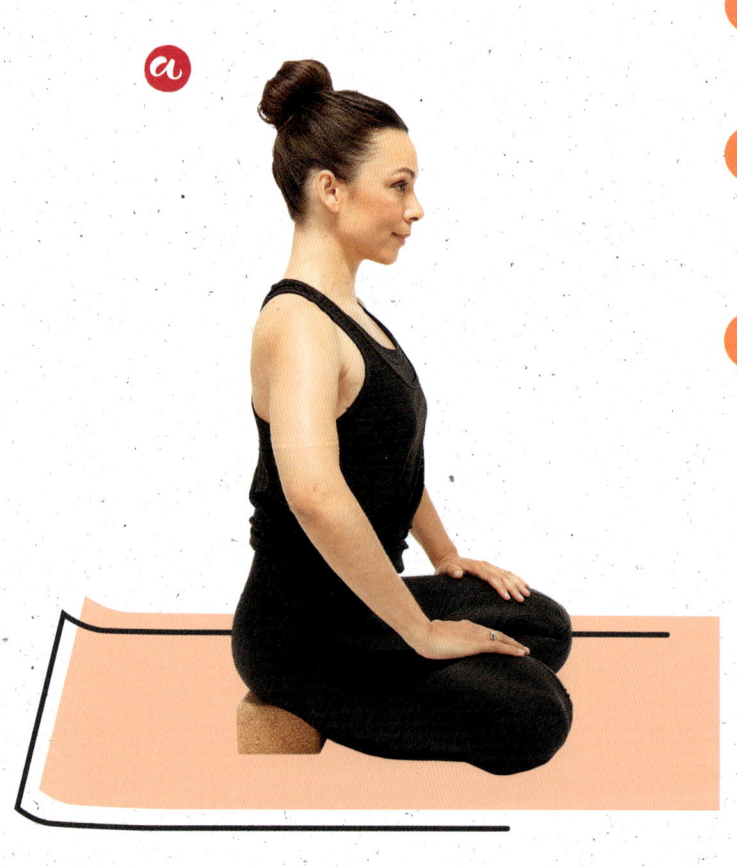

a

1. Überkreuze deine Beine, das rechte Bein ist vorne, das linke hinten.

2. → Bild a
   Leg die Hände an die Oberschenkelinnenseiten.

3. Beug deinen Oberkörper nach vorne.

*Kopf in Verlängerung
vom Rücken*

4 → **Bild b**
Drück die Beine nach unten.
Halte eine Minute.

5 Richte dich auf.

6 Übe jetzt mit dem linken Bein
vorne und dem rechten hinten.

gerader Rücken

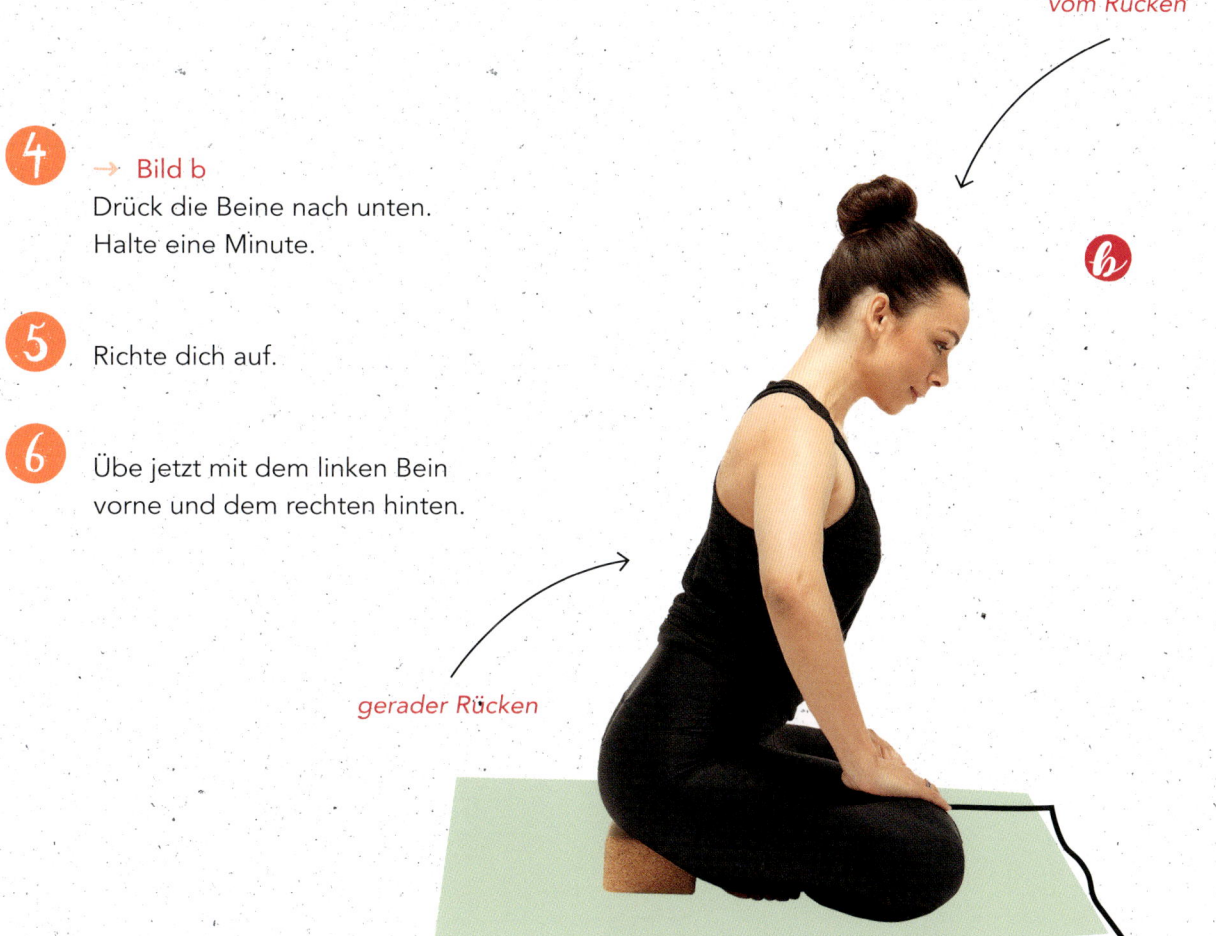

Kniende Kriegerin

1 → Bild a

Komm in den Kniestand. Deine Arme hängen seitlich am Körper.

2 Stell das linke Bein seitlich auf und leg die Hand an die Oberschenkel-innenseite an.

3 → Bild b

Stütz die rechte Hand in die Hüfte.

4 → Bild c

Heb jetzt beide Arme auf Schulter-höhe an. Dreh deinen Kopf nach links und blicke in die Ferne. Halte für eine Minute.

5 Wiederhole die Übung mit dem rechten Bein.

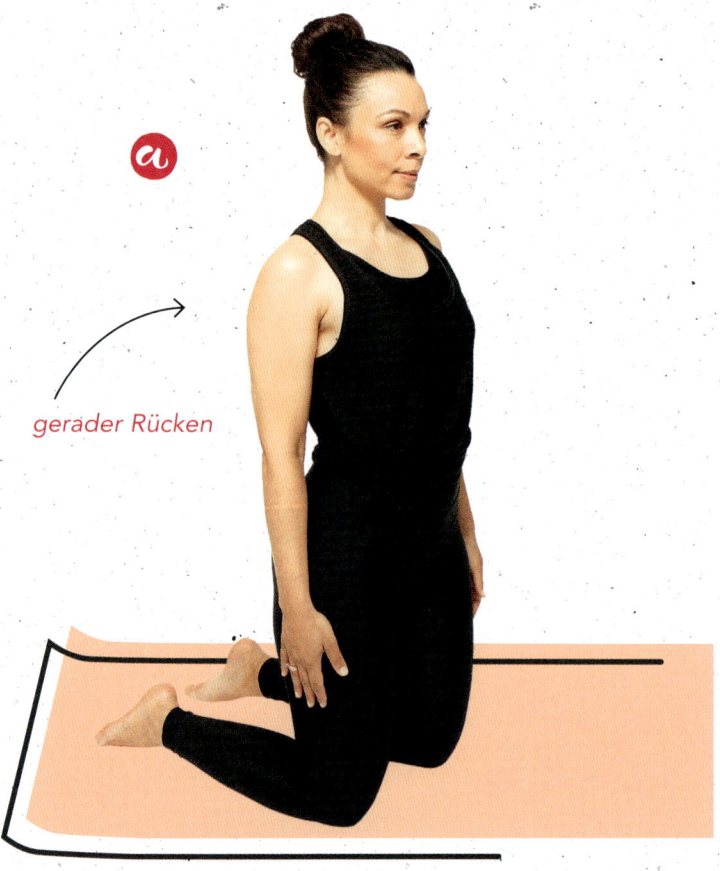

a

gerader Rücken

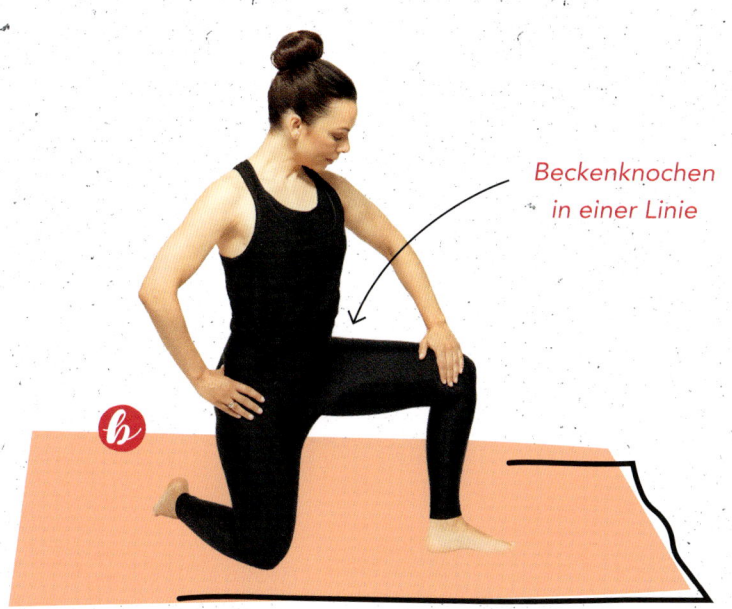

Beckenknochen in einer Linie

Das aufgestellte Bein darf auch vor dem Körper sein und muss nicht 90 Grad zur Seite zeigen.

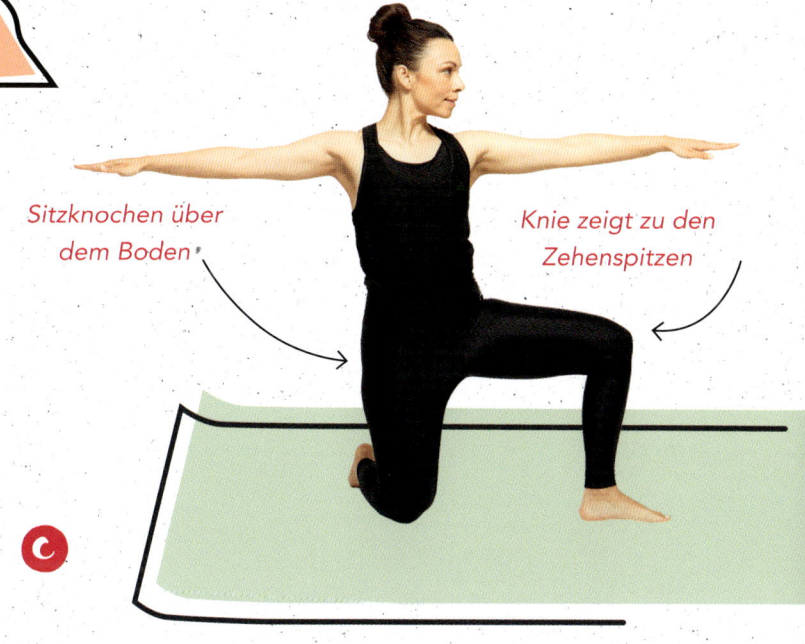

Sitzknochen über dem Boden

Knie zeigt zu den Zehenspitzen

Berg

1 Stell dich mit geradem Rücken aufrecht hin, die Beine sind leicht geöffnet.

2 Verteil dein Gewicht auf Fußballen und Fersen.

3 Streck die Arme seitlich am Körper nach unten aus.

4 Die Handflächen zeigen nach vorne. Halte für eine Minute.

Keine klassische Hüftöffnerübung, aber eine unentbehrliche Stehposition, um Ruhe zu sammeln.

Wenn der Berg ruft, wird die Welt ganz still.

An Tagen, an denen Chaos pur herrscht, ist es Zeit für einen »Ausflug in die Berge«. Das Schöne an der Berghaltung ist, dass man sie überall machen kann. Am liebsten übe ich den Berg mit geschlossenen Augen im Badezimmer. Das Badezimmer ist bis heute mein Rückzugsort. Wer Kinder hat, kennt den Zauber von diesem Ort bestimmt auch. So herrlich, diese paar Minuten Ruhe! Kennst du vielleicht, oder?

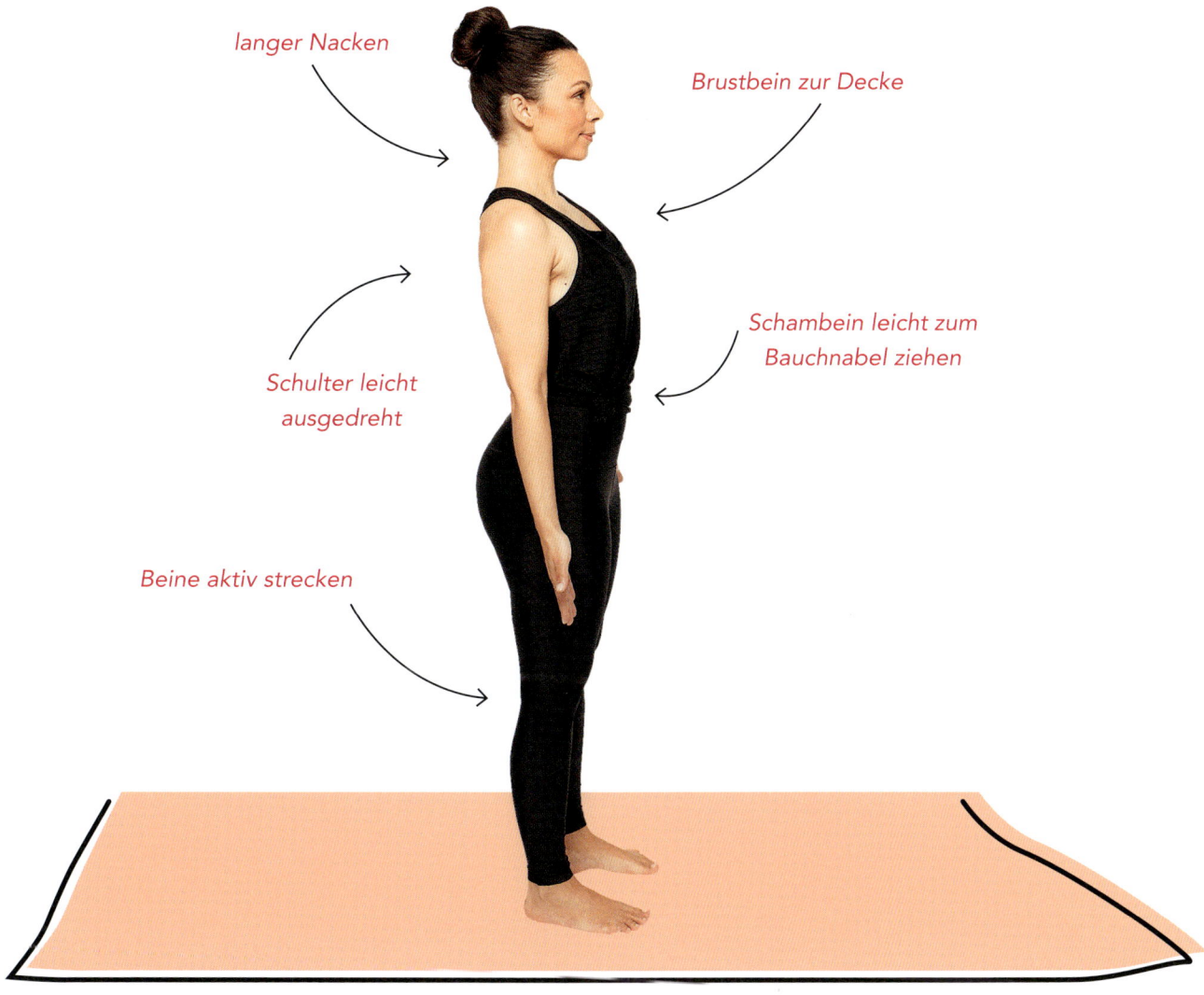

langer Nacken

Brustbein zur Decke

Schulter leicht
ausgedreht

Schambein leicht zum
Bauchnabel ziehen

Beine aktiv strecken

Dreieck

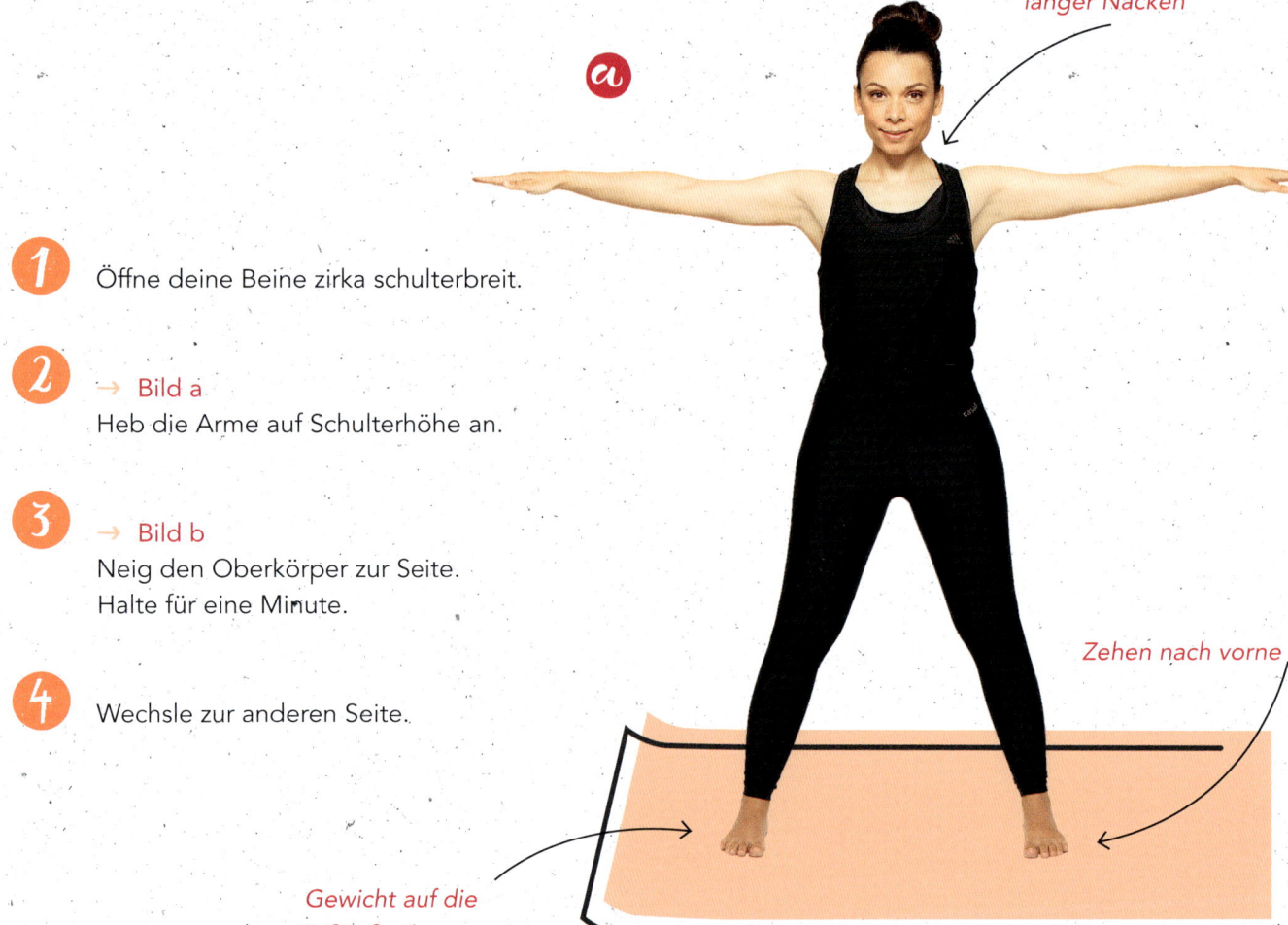

langer Nacken

a

1. Öffne deine Beine zirka schulterbreit.

2. → Bild a
   Heb die Arme auf Schulterhöhe an.

3. → Bild b
   Neig den Oberkörper zur Seite.
   Halte für eine Minute.

4. Wechsle zur anderen Seite.

Zehen nach vorne

Gewicht auf die Fußaußenkanten

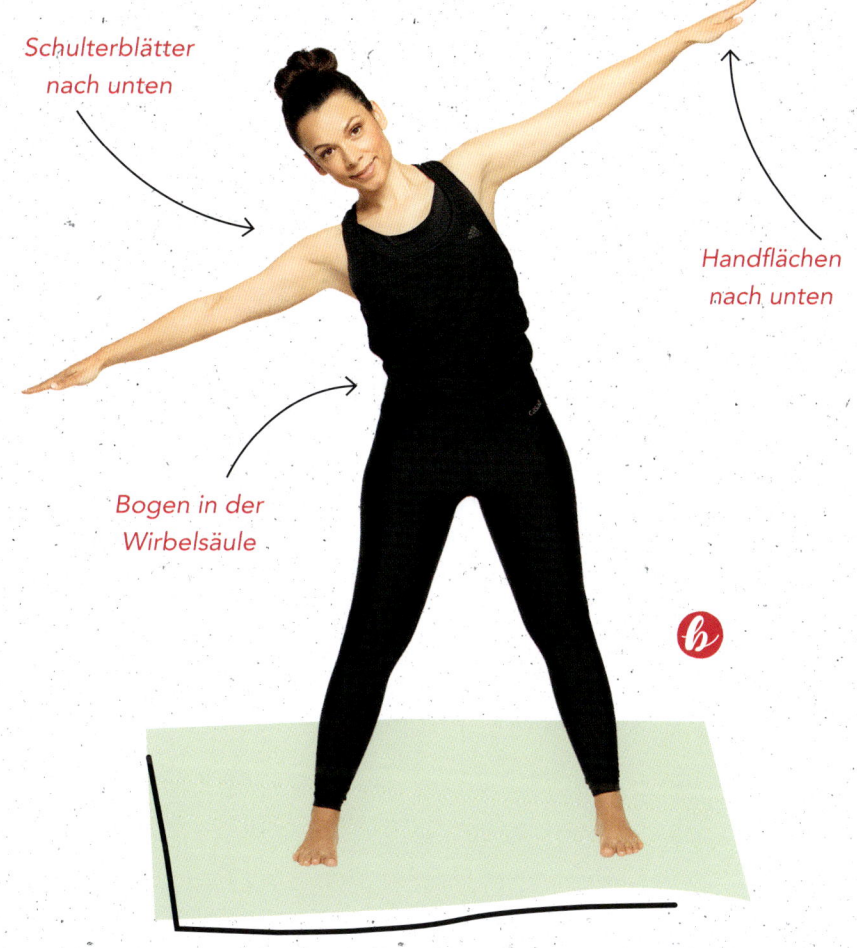

Schulterblätter
nach unten

Handflächen
nach unten

Bogen in der
Wirbelsäule

b

Achte darauf, möglichst abwechslungsreich zu üben.
Je sicherer du wirst, desto mehr beginne auf deinen Körper
zu hören, welches Programm er am liebsten hätte.

Sumoringerin

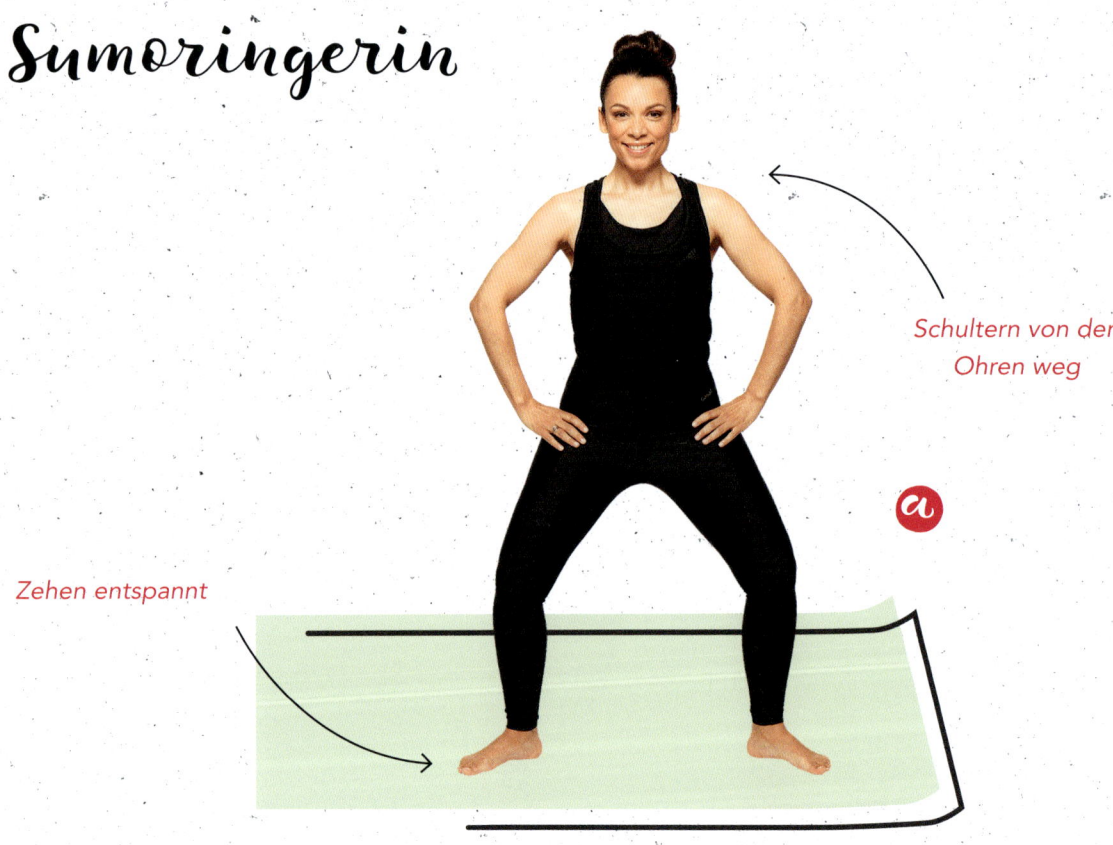

Schultern von den
Ohren weg

a

Zehen entspannt

1 Bleib im Grätschstand.

2 Dreh die Beine nach außen, so,
dass du dabei bequem stehst.

3 → Bild a
Beug deine Beine.

4 Leg die Hände vorne am Becken an.

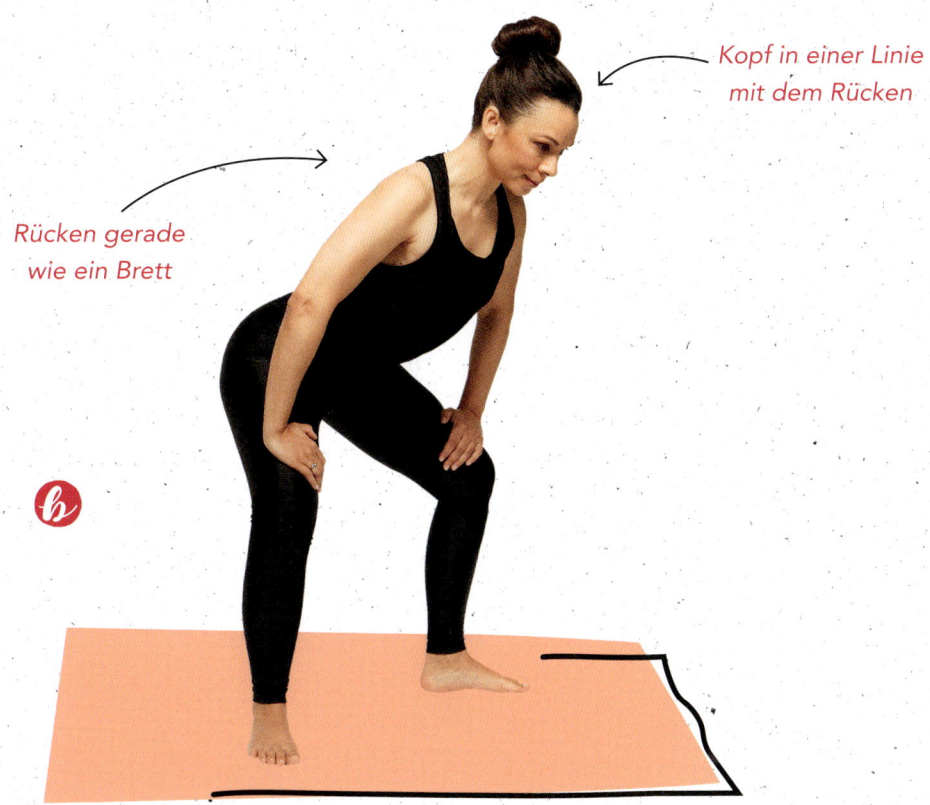

Kopf in einer Linie mit dem Rücken

Rücken gerade wie ein Brett

b

5 Beug den Oberkörper leicht nach vorne.

6 → **Bild b**
Leg die Hände an die Oberschenkelinnenseiten.

7 Drück die Knie nach außen, in einer Linie zu den Zehen ausgerichtet. Halte für eine Minute.

8 Richte den Oberkörper wieder auf

Kriegerin 2

1 Bleib in der Grätsche.

2 Dreh dein linkes Bein ganz nach außen und beug es …

3 → Bild a
… und dreh dein rechtes Bein leicht nach innen.

4 Stütz deine rechte Hand in die Hüfte.

5 → Bild b
Heb deinen linken Arm auf Schulterhöhe und dreh den Kopf nach links. Halte für eine Minute.

6 Wiederhole die Übung mit dem rechten Bein ausgedreht.

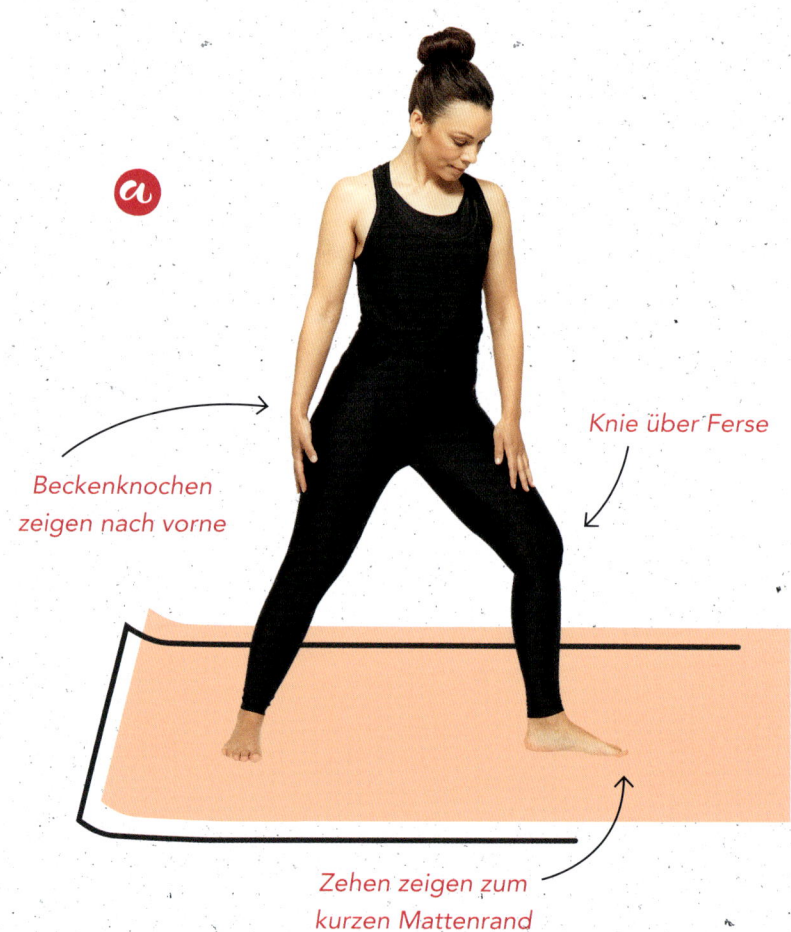

a

Beckenknochen zeigen nach vorne

Knie über Ferse

Zehen zeigen zum kurzen Mattenrand

Oberkörper über
dem Becken

Arm bildet eine Linie
mit der Schulter

Bein in der Hüfte
leicht eingedreht

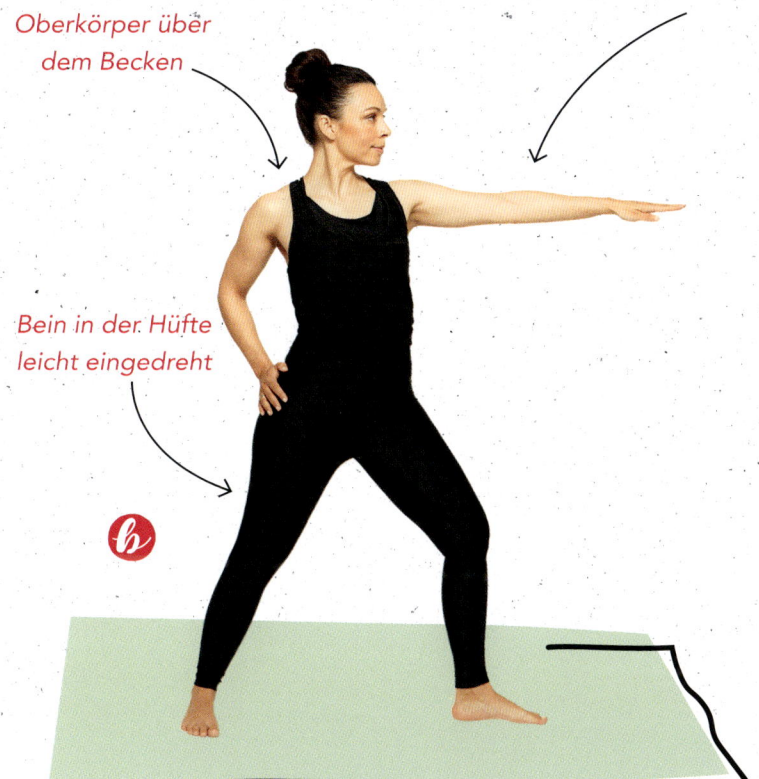

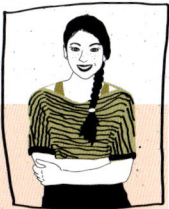

Auf körperlicher Ebene …
→ kräftigen sie Beine und Füße.
→ verbessern sie die Durchblutung.
→ erzeugen sie Hitze im Körper.

Auf geistiger Ebene …
→ erden sie dich.
→ stärken sie dein Selbstbewusstsein und die innere Sicherheit.

Gestreckte Grätsche

1 Komm zum Sitzen.

2 Winkle deine Beine an und platziere die linke Hand unterhalb des Knies.

3 Streck das rechte Bein zur Seite aus und leg die rechte Hand auf deinen Oberschenkel. Halte für eine Minute.

4 Wechsle das Bein.

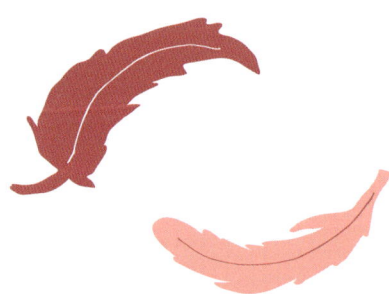

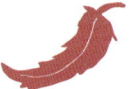

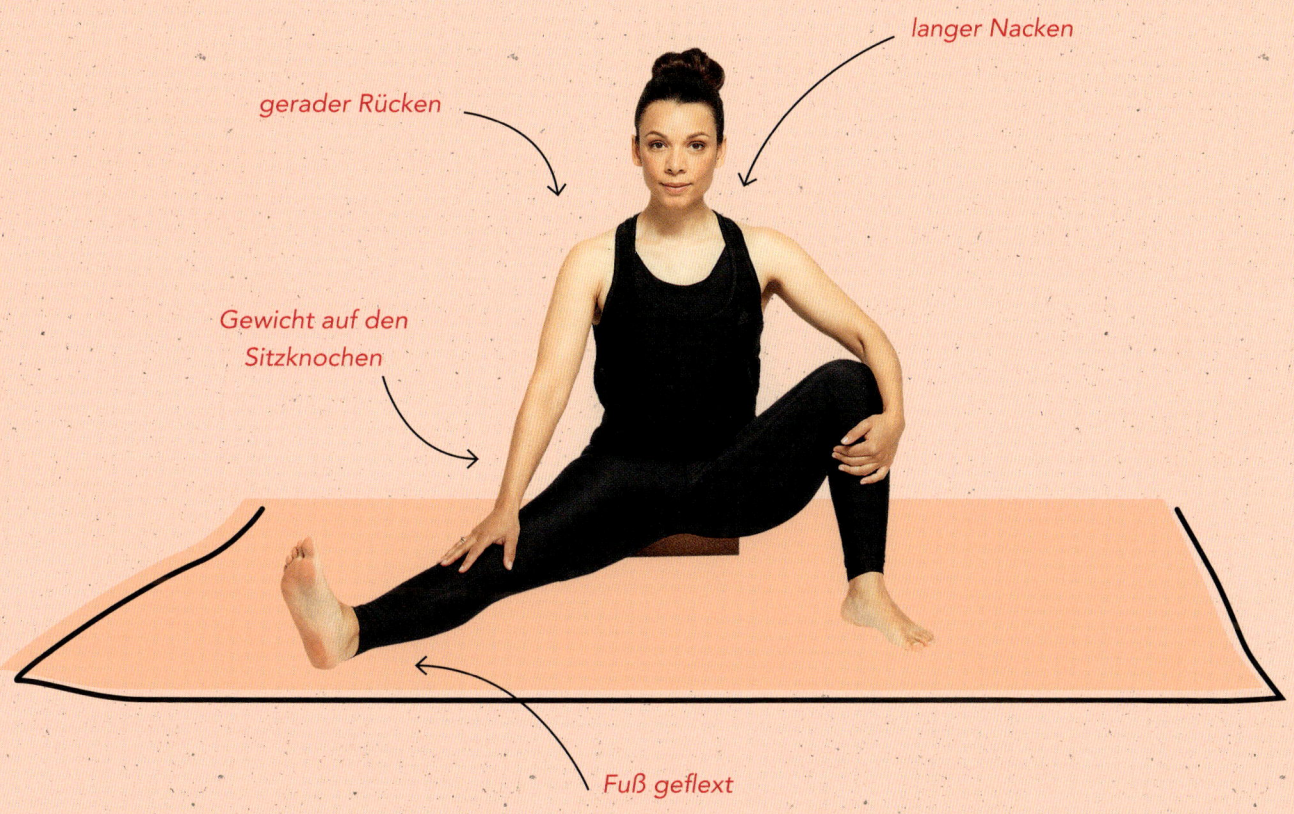

langer Nacken

gerader Rücken

Gewicht auf den
Sitzknochen

Fuß geflext

Ein geflexter Fuß bedeutet, dass du die Zehen zum Körper ziehst und
dabei die Ferse vom Körper wegschiebst.

Umkehrhaltung

1 Leg dich auf den Rücken.

2 Streck die Beine entspannt nach oben aus.

3 Die Arme liegen über Kopf. Halte für zwei bis drei Minuten.

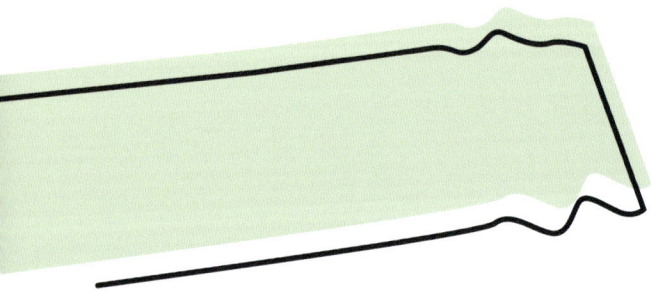

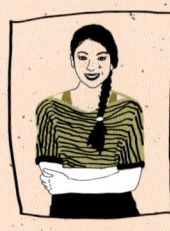

Was ist eine Umkehrhaltung?

Man kann sich das eigentlich ziemlich leicht merken. Sobald dein Becken oder Po höher als dein Herz sind, befindest du dich in einer Umkehrposition. Dazu gehört unter anderem auch der berühmte Kopfstand. Keine Sorge, den machen wir nicht. Traditionell übt man Umkehrpositionen am Ende einer Yogaeinheit, kurz bevor man in die Entspannung geht. Der Grund dafür ist, dass Umkehrhaltungen beruhigend wirken und unser Nervensystem dabei herunterfährt. Der perfekte Einstieg also in die Endentspannung. Trotzdem muss ich gestehen, dass Umkehrhaltungen nicht jedermanns oder -fraus Sache sind. Aber wer weiß, vielleicht wirst du bei einer anderen Gelegenheit plötzlich die Kerze oder den Kopfstand machen und es wird sich wie Liebe auf den ersten Blick anfühlen. Immer offenbleiben, lautet ja meine Devise.

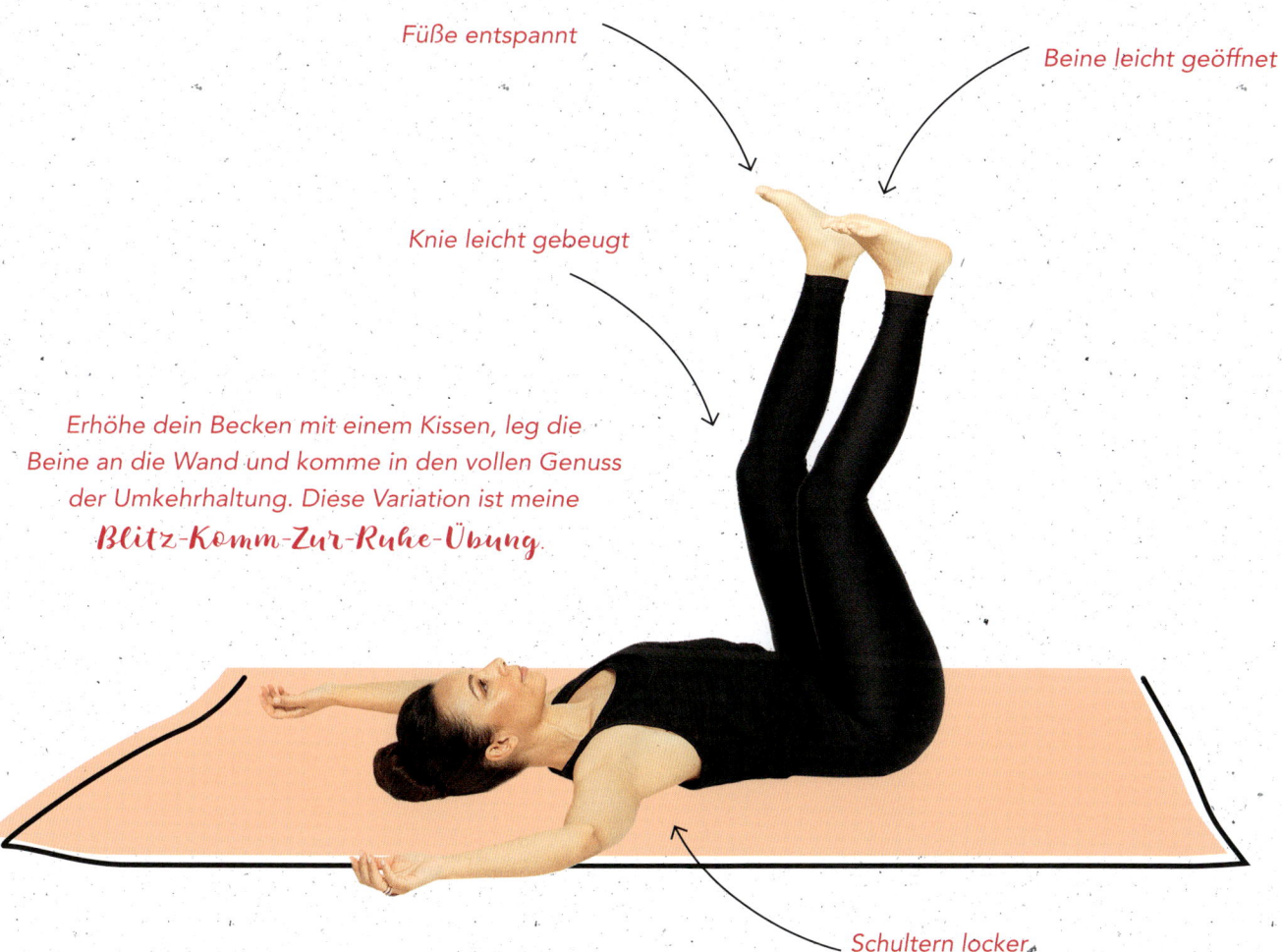

Füße entspannt

Beine leicht geöffnet

Knie leicht gebeugt

Erhöhe dein Becken mit einem Kissen, leg die Beine an die Wand und komme in den vollen Genuss der Umkehrhaltung. Diese Variation ist meine **Blitz-Komm-Zur-Ruhe-Übung.**

Schultern locker

Abschlussentspannung

Ausgleichshaltung: Beine zu

1. Leg dich entspannt auf den Rücken.
2. Die Arme liegen locker neben dir am Körper.
3. Stell die Beine schulterbreit auf.
4. Lass die Knie nach innen fallen.
5. Halte für ein bis zwei Minuten.

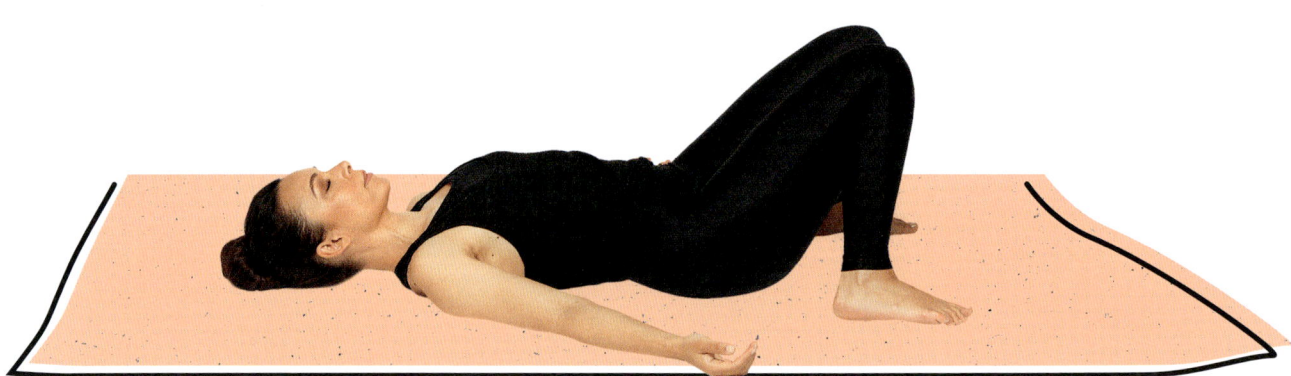

Atemübung: Einfach atmen

1. Bleib auf dem Rücken liegen.
2. Öffne die Knie in einer Linie zu den Füßen.
3. Konzentrier dich einfach auf deine Atmung. Solange du Lust hast.
4. Schließ die Augen.
5. Und atme. Völlig egal, wie du atmest.

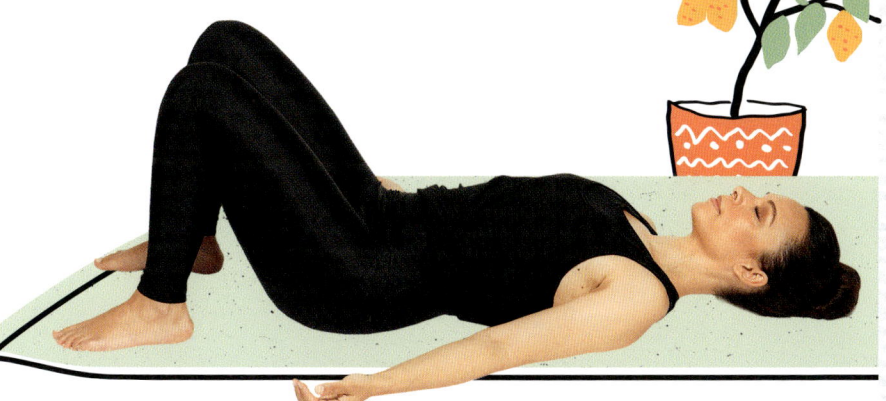

Denk beim *Ein- und Ausatmen* einfach an deinen Lieblingsduft. Ich liebe zum Beispiel den Duft von Zitronen.

Schöner Gedanke für deine Entspannung

Stell dir einen Ort vor, an dem du jetzt gerade sein möchtest. *Es kann einer sein, an dem du schon einmal warst, zu dem du wieder hinmöchtest, an dem du noch nie warst oder der komplett in deiner Fantasie existiert. Nimm dieses Bild und mal dir in Gedanken nach Herzenslust deinen Ort aus, wenn du dich in die Entspannungsposition legst.*

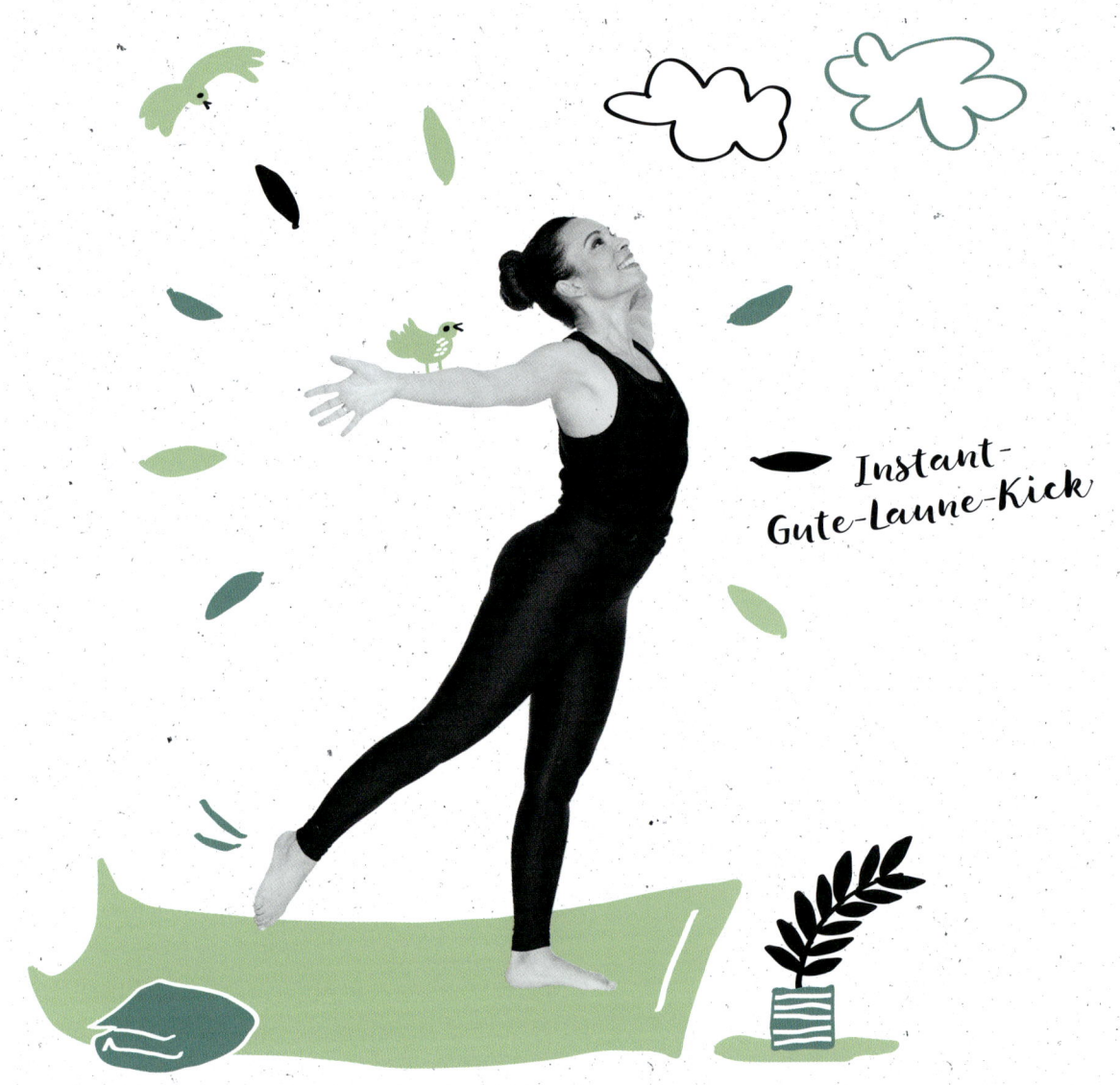

Instant-
Gute-Laune-Kick

Programm 2: Rückbeugen

Brauchst du ein wenig Aufmunterung? Hast du Lust darauf, mehr Mut zu haben oder dich neuen Dingen gegenüber zu öffnen? Oder möchtest du ganz einfach deine Atmung verbessern, deinen Rücken kräftigen und die Nierentätigkeit mehr anregen? Na, dann willkommen zu den Rückbeugen!

Seelöwe

1 Leg dich auf den Bauch, mit der Stirn auf den Händen.

2 → Bild a
Öffne die Beine hüftbreit und streck sie aktiv aus.

3 → Bild b
Heb deinen Oberkörper an und stütz dich auf den Unterarmen ab. Die Ellbogen befinden sich unter den Schultern. Halte für eine Minute.

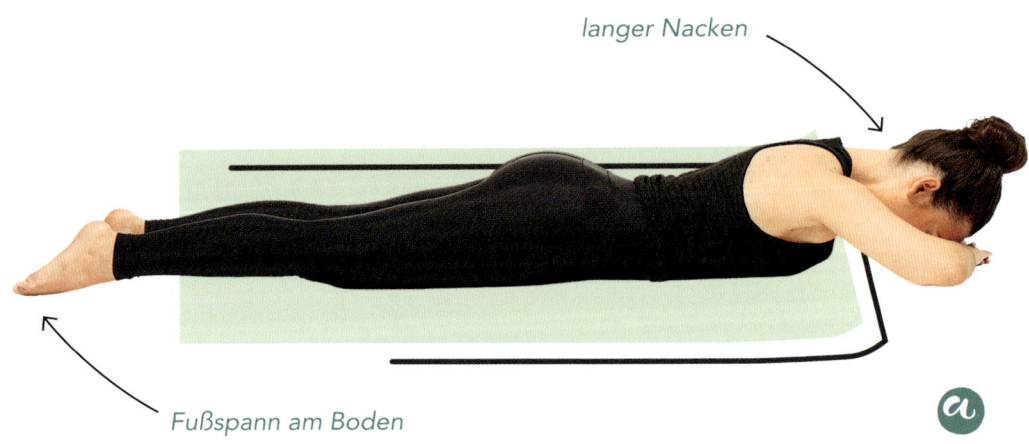

langer Nacken

Fußspann am Boden

a

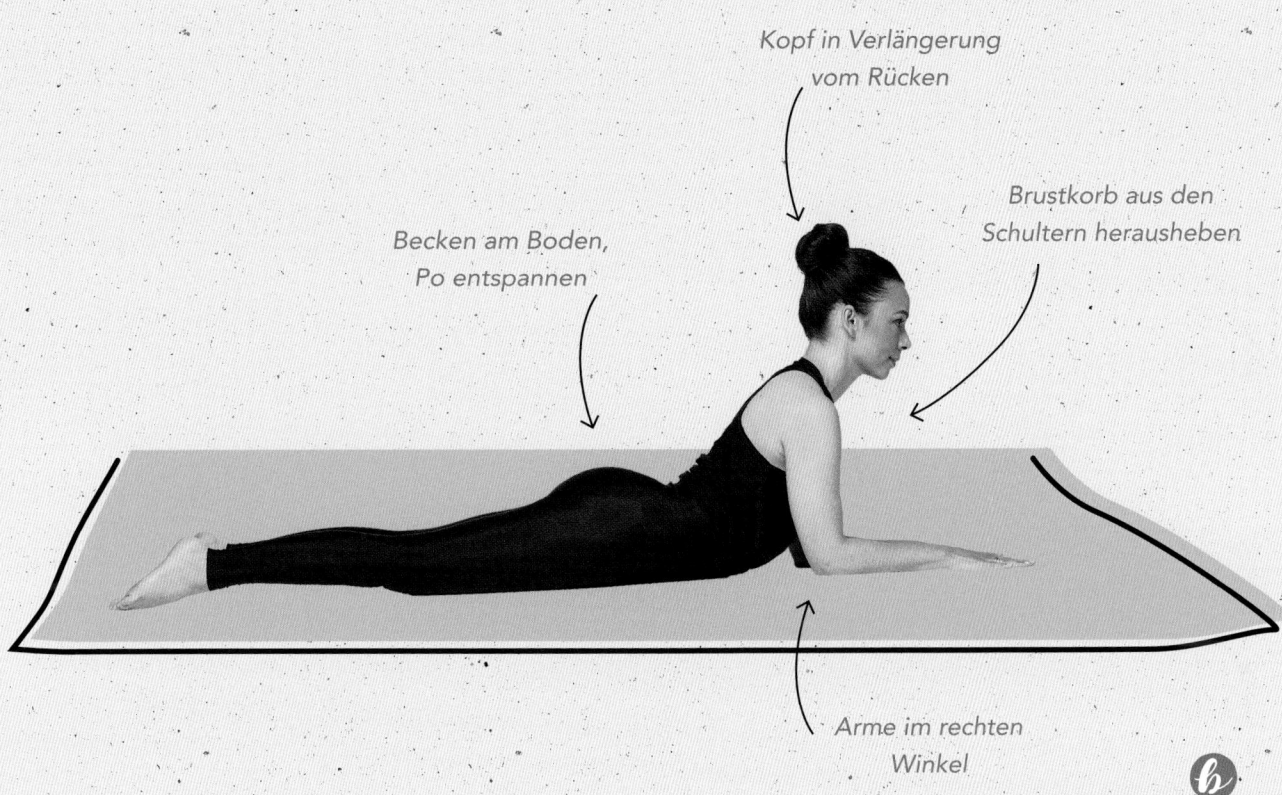

Kopf in Verlängerung
vom Rücken

Brustkorb aus den
Schultern herausheben

Becken am Boden,
Po entspannen

Arme im rechten
Winkel

Halber Bogen

1 Leg dich wieder flach auf den Bauch.

2 Die Stirn liegt auf den Handrücken.

3 → Bild a
Deine Beine sind aktiv gestreckt.

4 → Bild b
Winkle das rechte Bein so weit an wie möglich. Halte für eine Minute.

5 Wiederhole die Übung mit dem linken Bein.

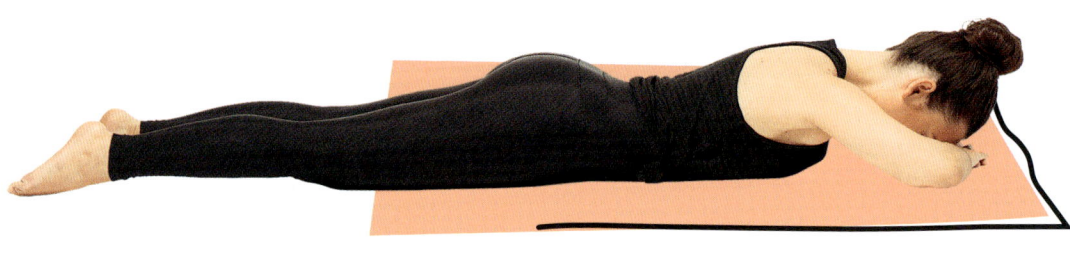

a

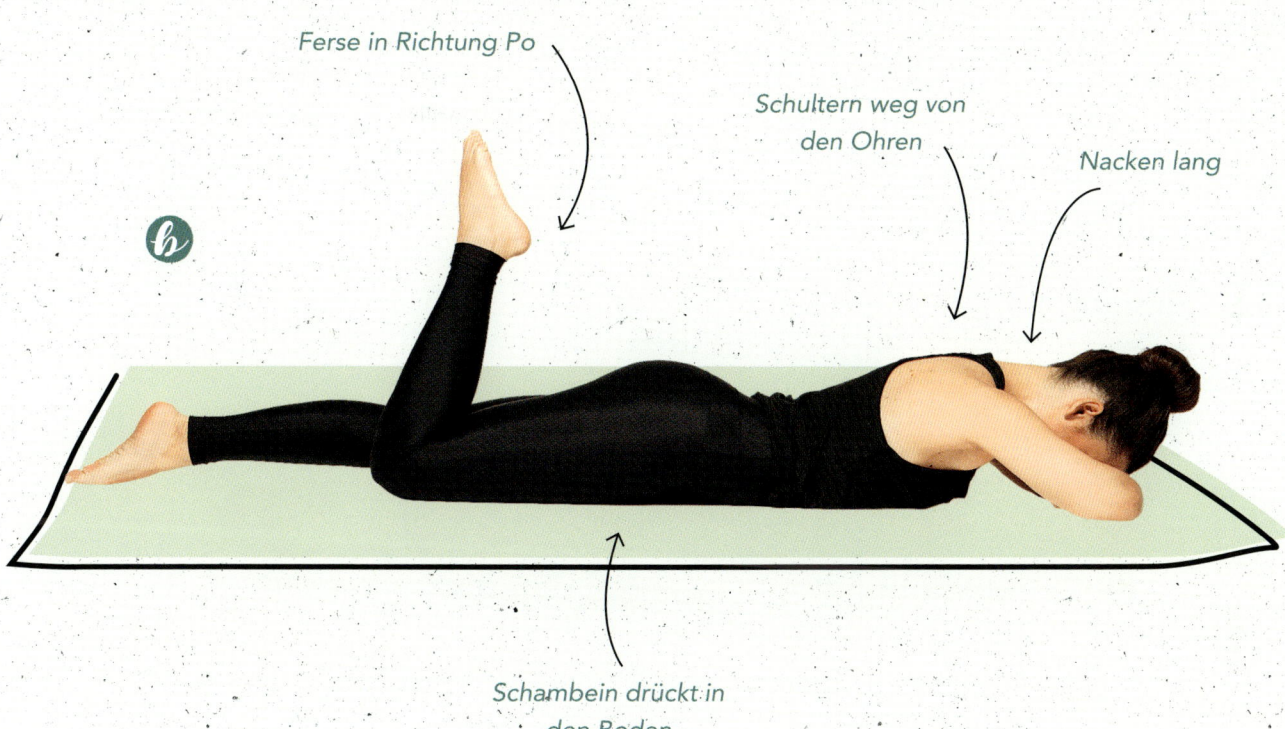

Ferse in Richtung Po

Schultern weg von
den Ohren

Nacken lang

Schambein drückt in
den Boden

Liegende Kobra

1 Bleib in der Bauchlage mit der Stirn am Boden.

2 Beide Beine sind aktiv gestreckt.

3 → Bild a
Deine Arme liegen seitlich am Körper am Boden. Die Handflächen zeigen nach innen.

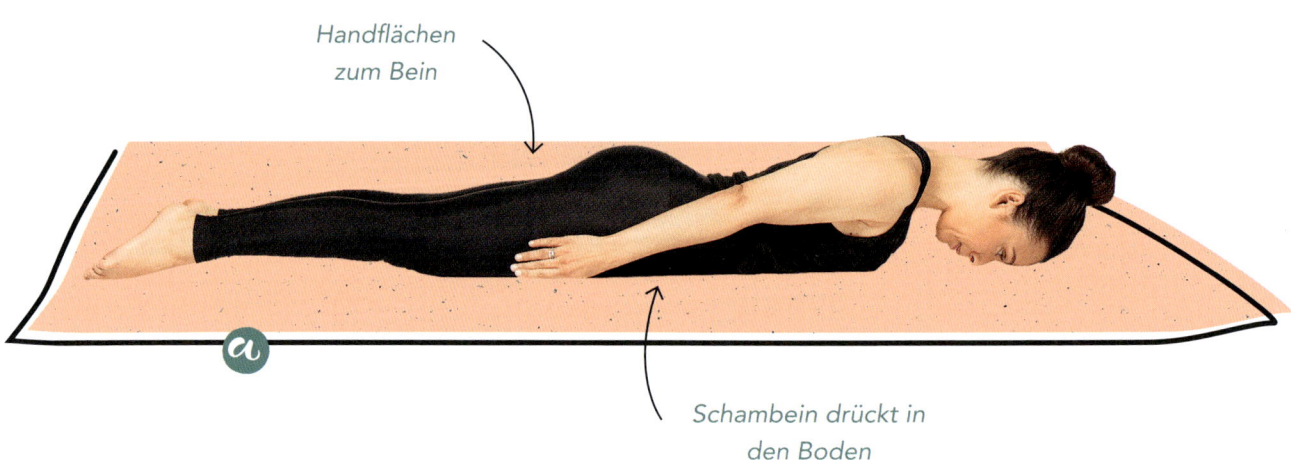

Handflächen zum Bein

Schambein drückt in den Boden

a

4 → Bild b
Heb die Stirn, Arme und den Brustkorb.

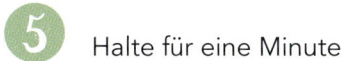
5 Halte für eine Minute.

Nacken in Verlängerung des Rückens

Blick zum Boden

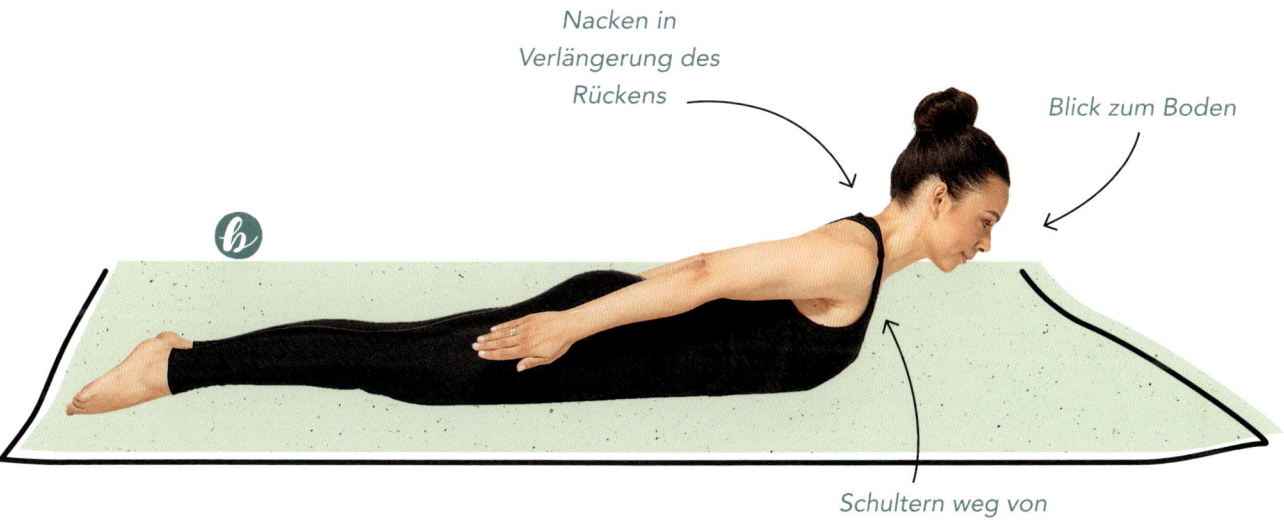

Schultern weg von den Ohren

Sitzende Kobra

1 Setz dich mit ausgestreckten Beinen auf deine Matte.

2 Stütz dich mit den Händen hinter dem Rücken ab.

3 Lehn dich zurück.

4 Dehn deinen Brustkorb nach vorne oben und streck deine Füße. Halte für eine Minute.

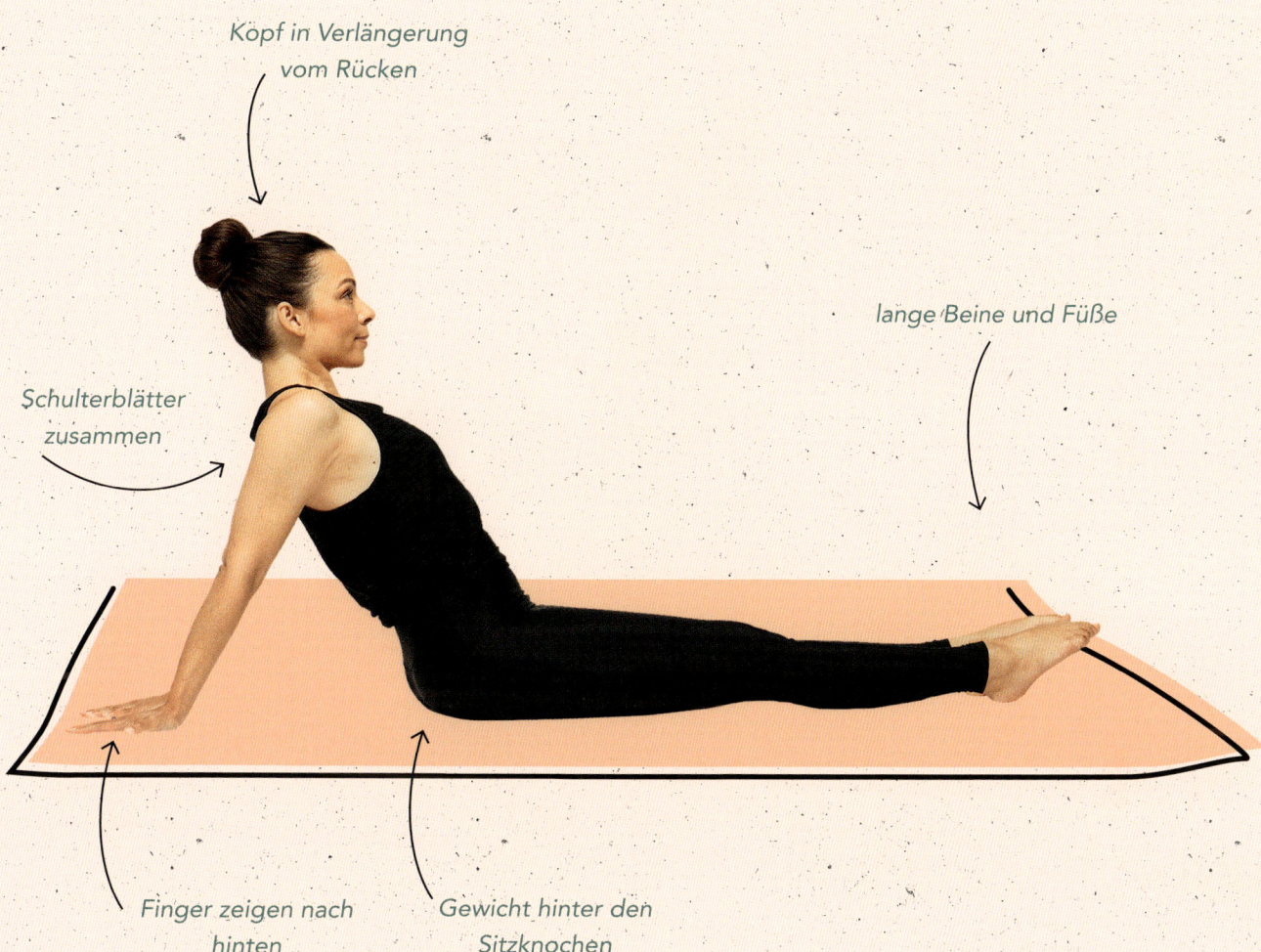

Kopf in Verlängerung
vom Rücken

lange Beine und Füße

Schulterblätter
zusammen

Finger zeigen nach
hinten

Gewicht hinter den
Sitzknochen

Hängebrücke

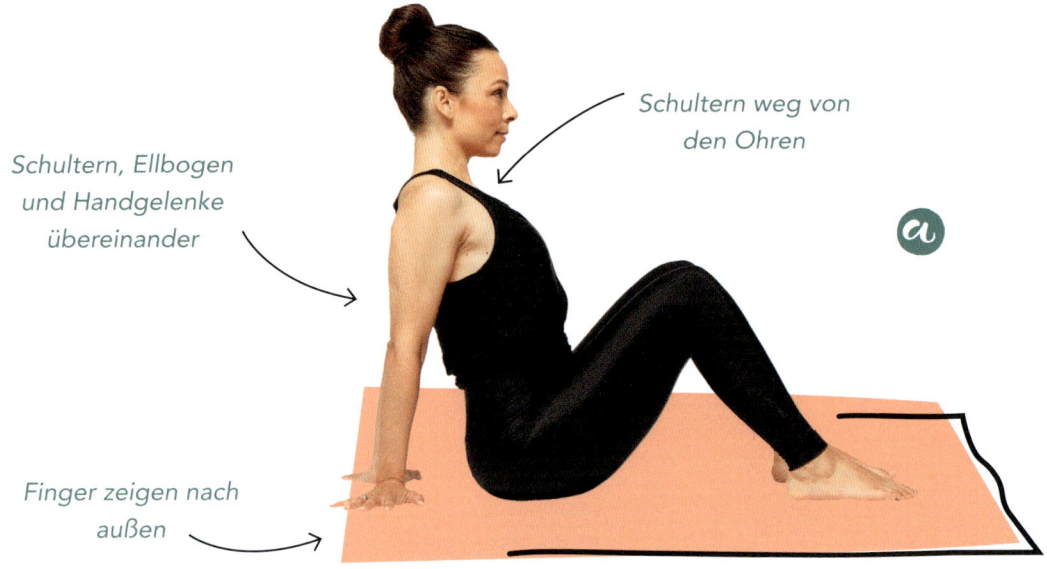

Schultern weg von den Ohren

Schultern, Ellbogen und Handgelenke übereinander

Finger zeigen nach außen

a

1 Bleib leicht nach hinten gelehnt.

2 Dreh deine Arme nach außen.

3 Beug die Beine.

4 Öffne sie hüftbreit.

5 → Bild a
Dehn den Brustkorb nach vorne oben, zieh die Schulterblätter zusammen.

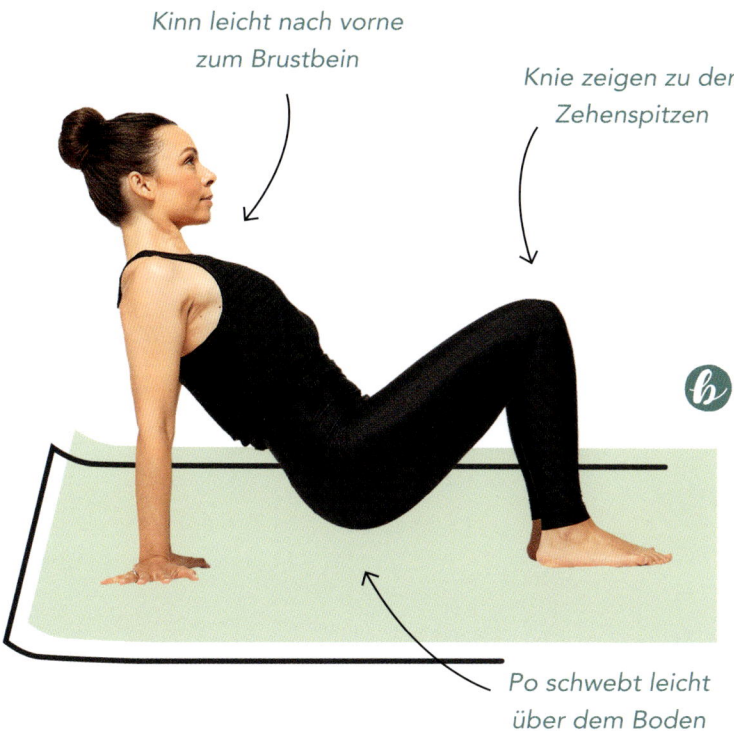

Kinn leicht nach vorne
zum Brustbein

Knie zeigen zu den
Zehenspitzen

b

Po schwebt leicht
über dem Boden

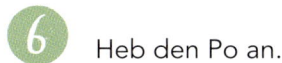
6 Heb den Po an.

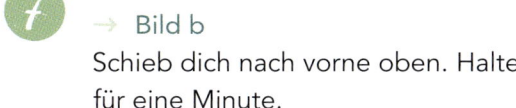
7 → Bild b
Schieb dich nach vorne oben. Halte
für eine Minute.

Gute Tage, schlechte Tage

Es ist ganz normal, dich so zu fühlen, wie du dich jetzt fühlst. Wir sind alle nur Menschen. Viele denken, dass ich immer komplett ausgeglichen bin, weil ich als Yogalehrerin und Coach arbeite. Die Tools zu haben und zu wissen, wie sie funktionieren, heißt aber noch lange nicht, dass man sie perfekt beherrscht und umsetzt. Bis heute feile ich immer wieder daran, meinen Weg für mich zu optimieren. Aber wie sagt man so schön? Der Weg ist das Ziel.

Niemand ist perfekt, weder beim Üben noch im alltäglichen Leben. Ich glaube, dass wir alle versuchen, die beste Version von uns selbst zu sein. Erlaube dir also ruhig, deine »Momente« zu haben, wenn du merkst, dir wächst gerade alles über den Kopf und dass deine Reaktion nicht immer die beste ist.

Katze

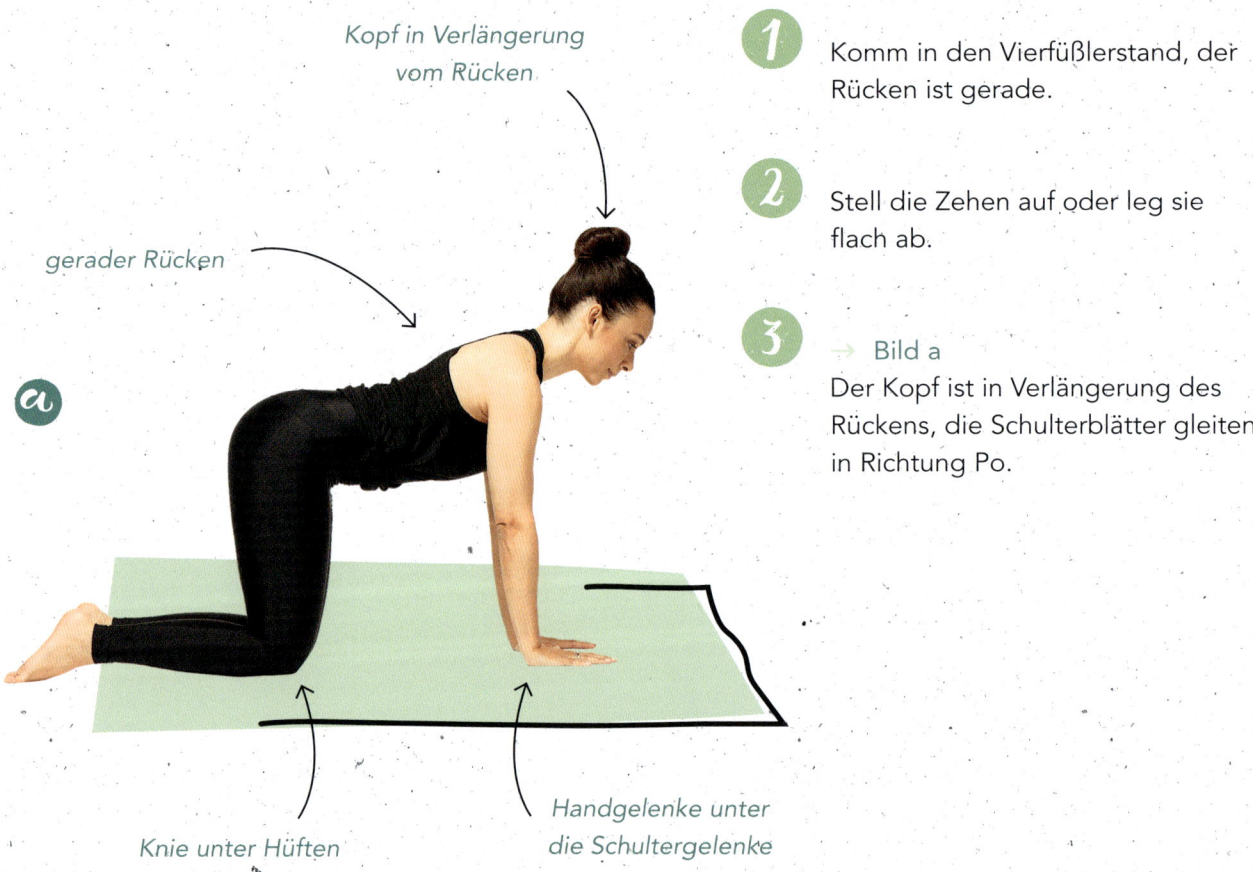

Kopf in Verlängerung vom Rücken

gerader Rücken

a

Knie unter Hüften

Handgelenke unter die Schultergelenke

1 Komm in den Vierfüßlerstand, der Rücken ist gerade.

2 Stell die Zehen auf oder leg sie flach ab.

3 → Bild a
Der Kopf ist in Verlängerung des Rückens, die Schulterblätter gleiten in Richtung Po.

4 Wandere mit deinen Händen nach vorne, öffne sie mehr als schulterbreit und leg deine Stirn am Boden ab.

5 → Bild b
Dein Brustkorb schwebt über der Matte. Halte für 30 Sekunden bis zu einer Minute.

Brustkorb mit der Schwerkraft sinken lassen

b

Arme mehr als schulterbreit geöffnet

Kleines Kamel

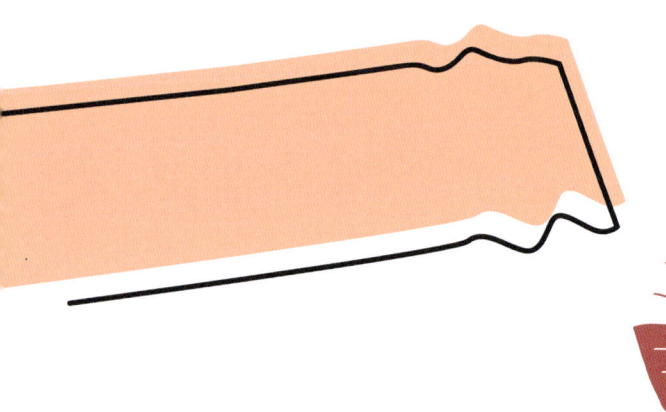

1 Setz dich auf die Fersen …

2 … und stell deine Zehen auf.

3 Dein Rücken ist gerade.

4 Stütz deine Hände in den unteren Rücken.

5 Beug die Arme und zieh die Schulterblätter zueinander.

6 Dehn deinen Brustkorb nach vorne oben. Halte für eine Minute.

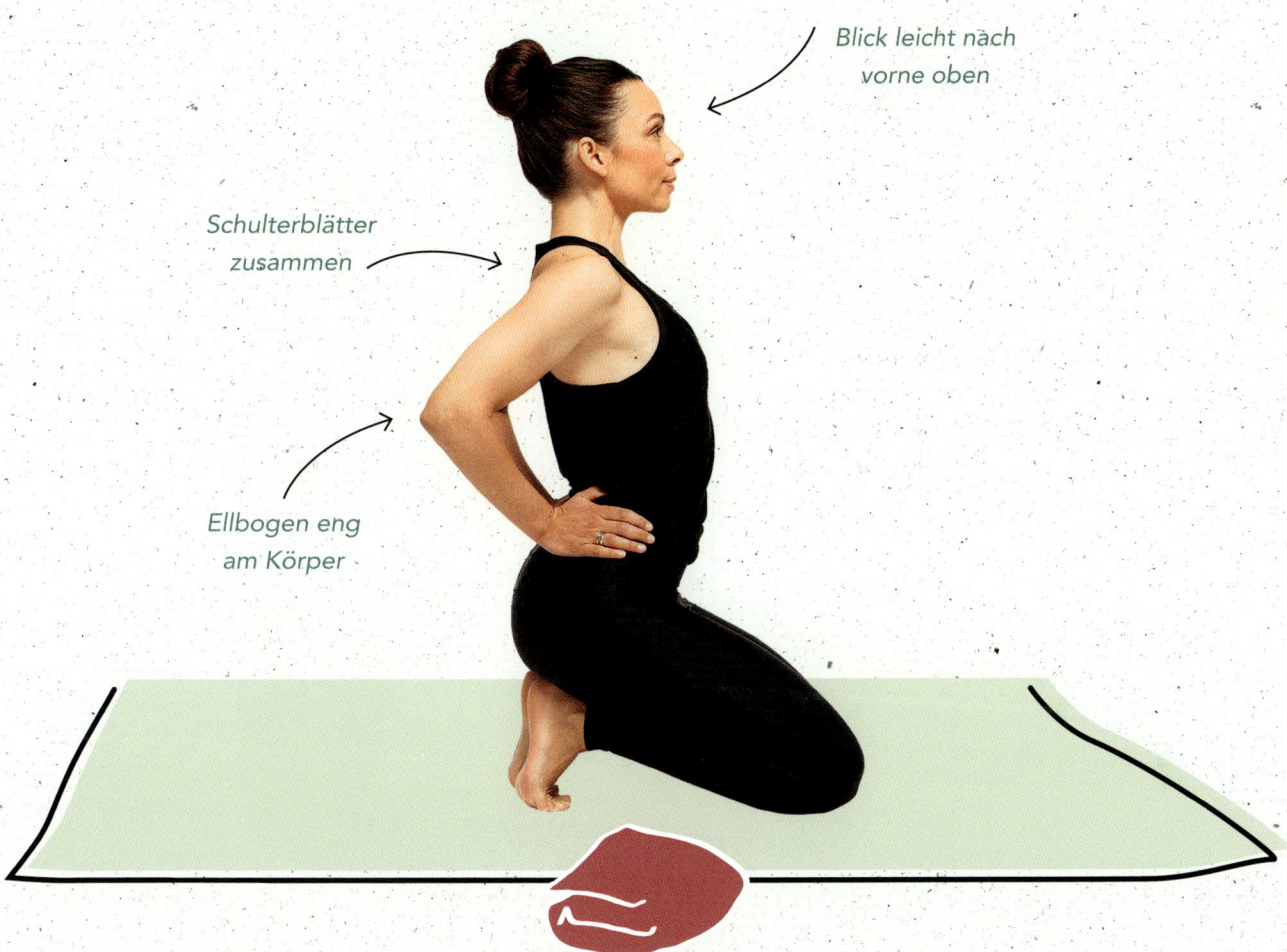

Blick leicht nach vorne oben

Schulterblätter zusammen

Ellbogen eng am Körper

Lege gerne *eine Decke unter die Knie*,
das gilt übrigens für alle Übungen, bei denen du kniest.

Ausfallschritt

1 → Bild a
Komm in den Kniestand.

2 Stell dein linkes Bein vor dir auf.

3 Streck die Arme nach oben aus und
forme mit ihnen ein »V«.

Hüften über Knie

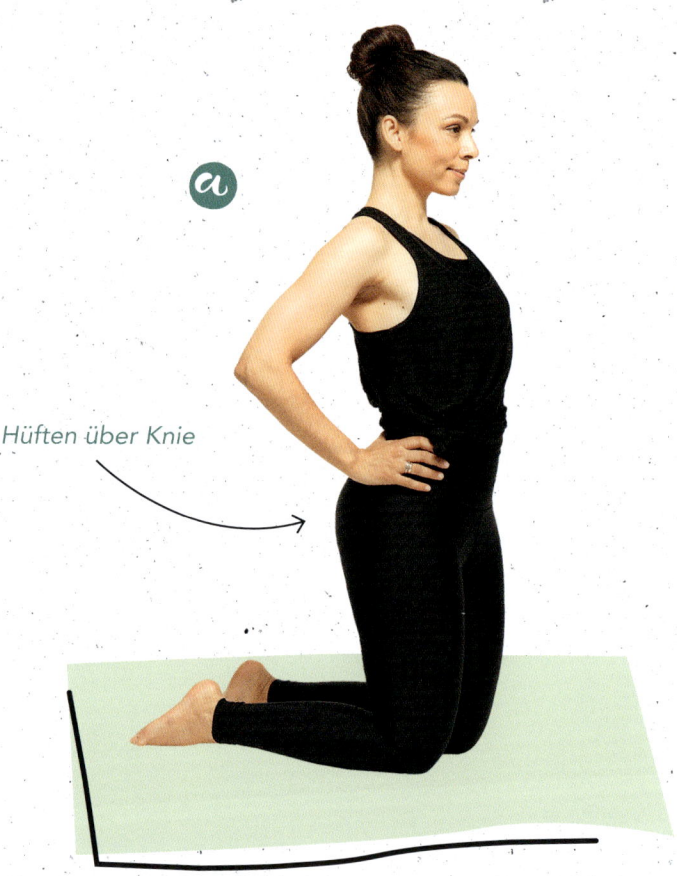

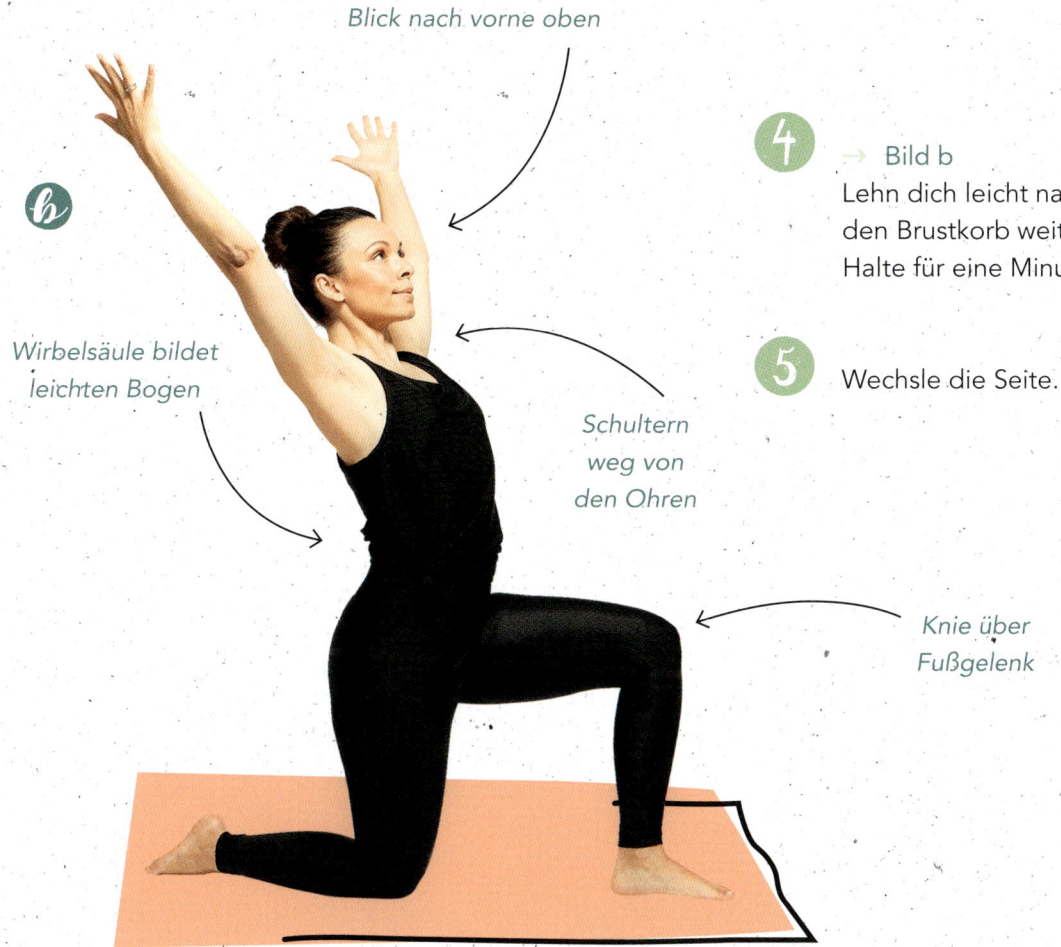

Blick nach vorne oben

b

Wirbelsäule bildet
leichten Bogen

Schultern
weg von
den Ohren

Knie über
Fußgelenk

4 → Bild b
Lehn dich leicht nach hinten, dehne
den Brustkorb weit nach vorne oben.
Halte für eine Minute.

5 Wechsle die Seite.

Kaktus

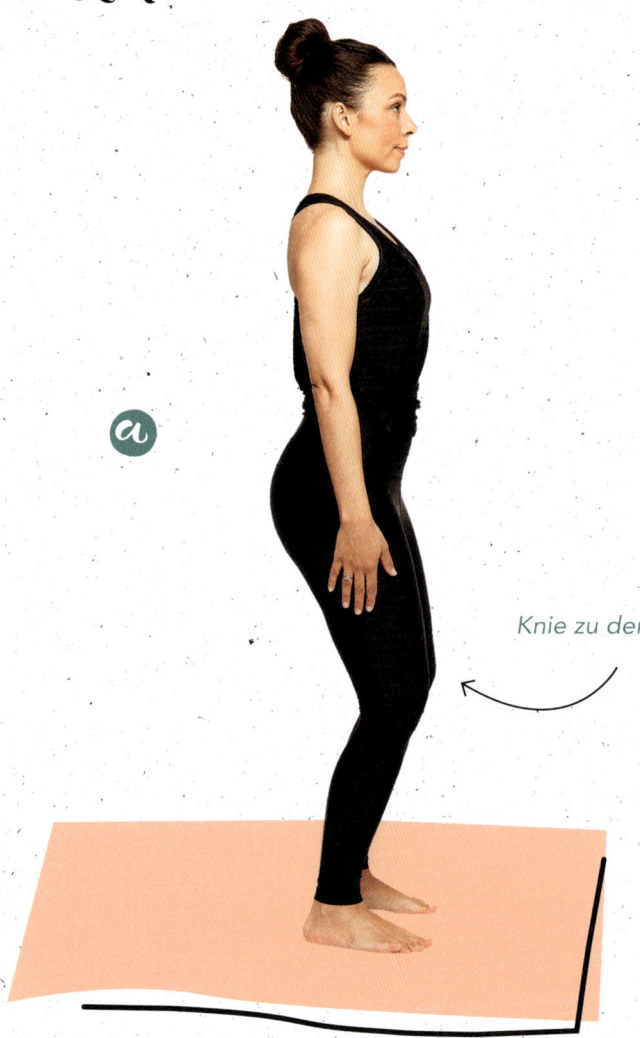

a

→ Bild a
1 Stell dich mit hüftbreit geöffneten Beinen aufrecht hin und beuge sie.

2 Heb deine Arme und beuge sie leicht.

3 Die Handflächen zeigen zu den Ohren.

Knie zu den Zehen

Hüftbreit bedeutet, dass du eine Faustlänge zwischen deine Füße legen kannst.

Schulterblätter
zusammen

Brustbein zur
Decke dehnen

Schultern und
Ellbogen in einer Linie

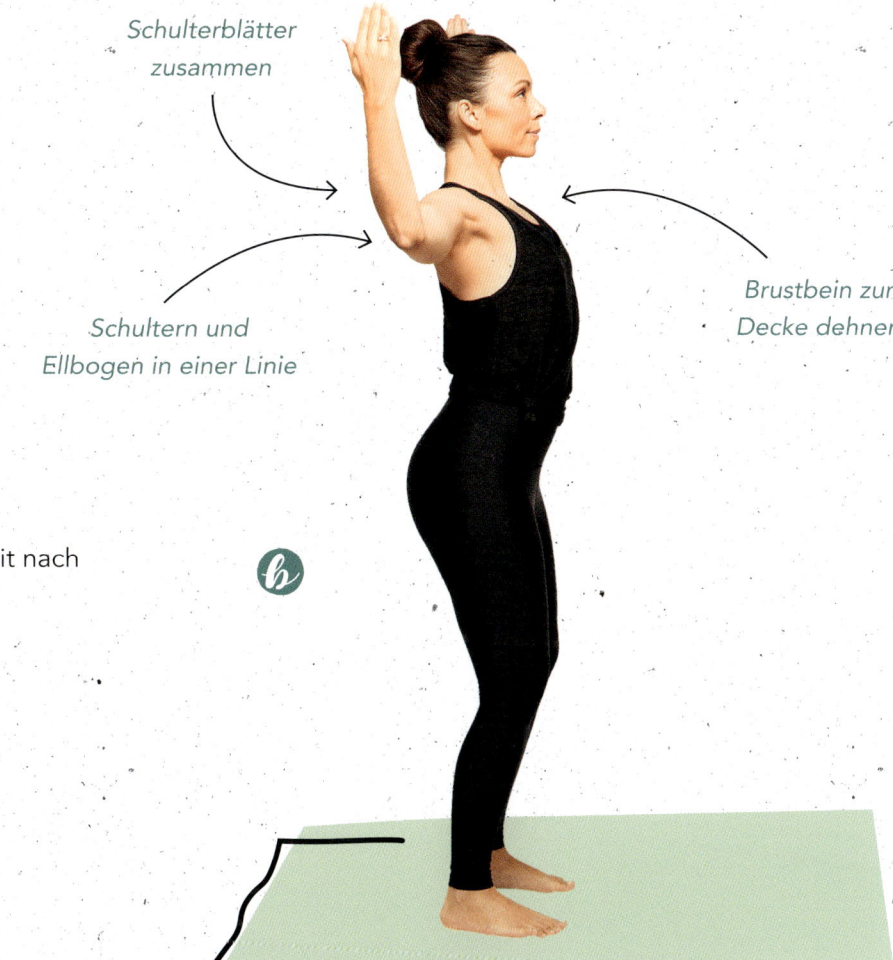

4 → Bild b
Dehn den Brustkorb weit nach vorne oben.

5 Halte für eine Minute.

b

Stehende Kobra

1 Stell dich aufrecht mit hüftbreit geöffneten Beinen hin.

2 Streck die Arme nach hinten aus.

3 Verschränk die Finger.

4 Zieh die Arme vom Rücken weg.

5 Dehn den Brustkorb weit nach vorne oben. Halte für eine Minute.

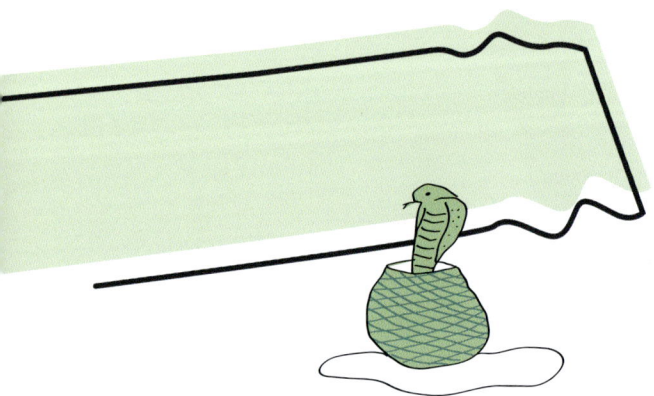

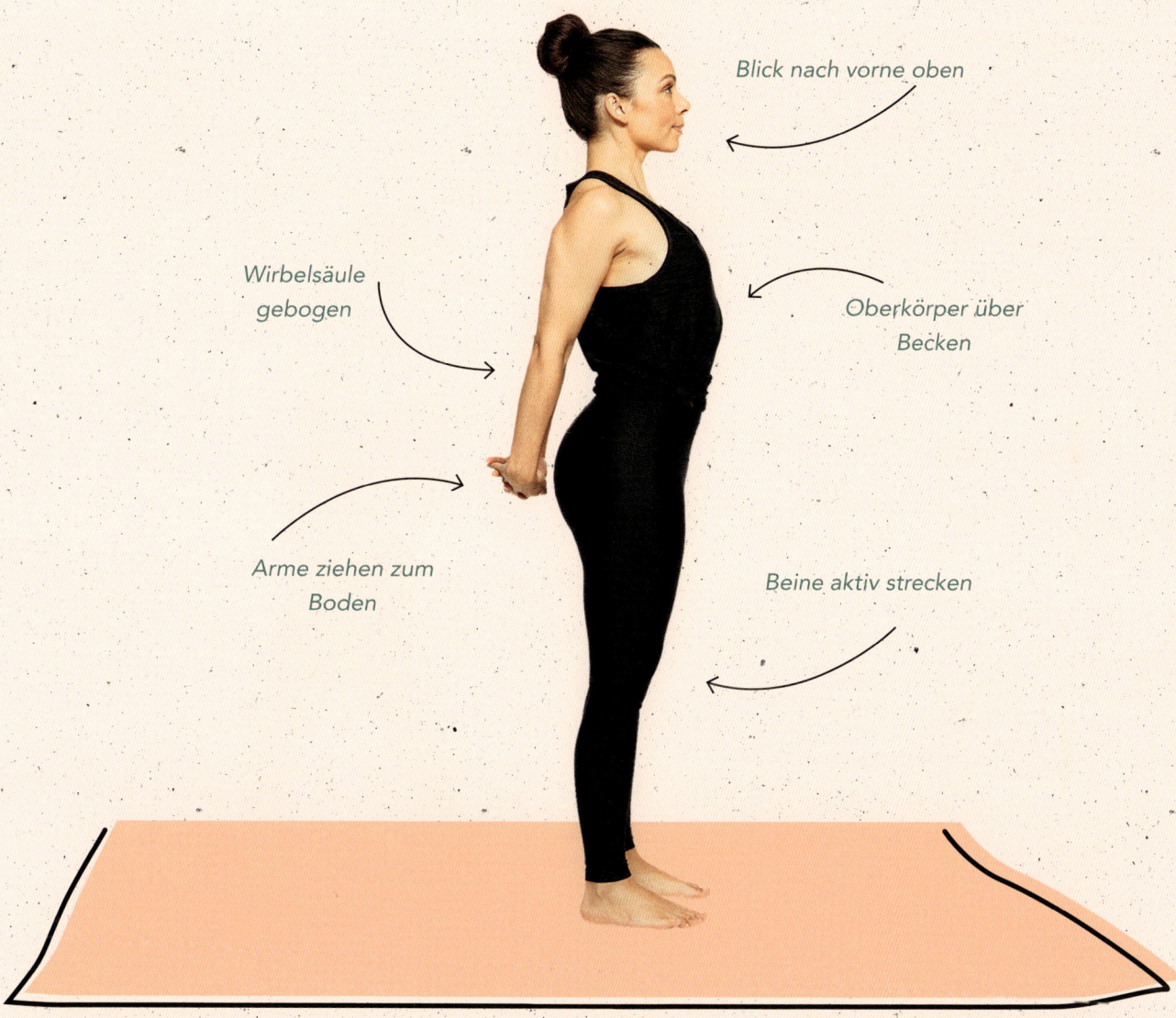

Blick nach vorne oben

Wirbelsäule gebogen

Oberkörper über Becken

Arme ziehen zum Boden

Beine aktiv strecken

Kriegerin 1

Bei Übungen mit Ausfallschritt immer die
Beine gut versetzen. So bleibst du leichter in der Balance.

1. Platziere deine Hände an den
   Beckenknochen.

2. Mach mit dem linken Bein einen kleinen Schritt nach hinten und streck es.

3. → Bild a
   Beug das rechte Bein.

4. Streck die Arme schulterbreit
   geöffnet nach hinten unten.

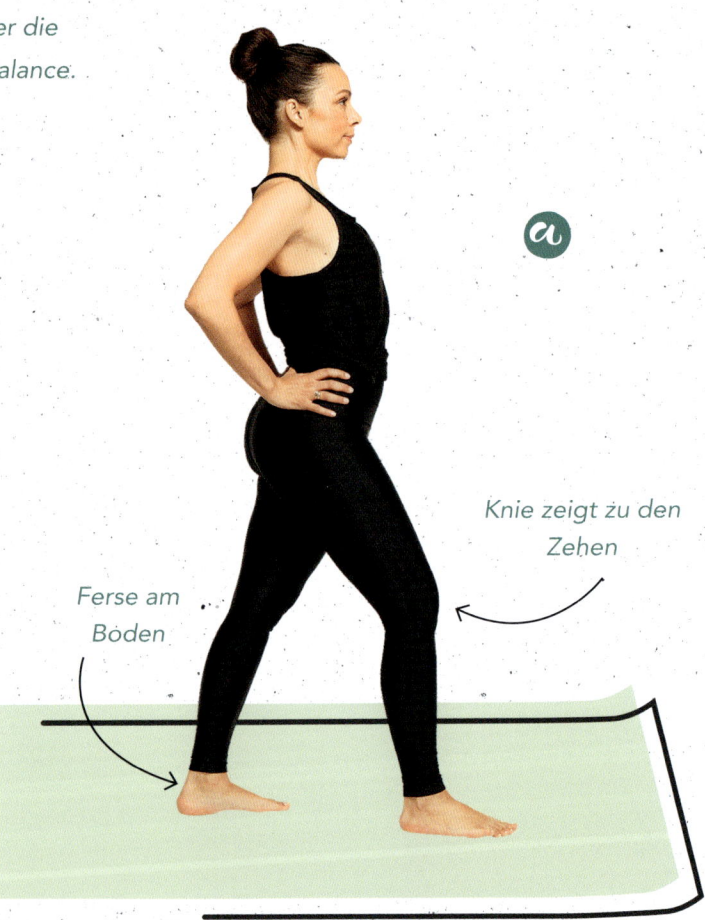

a

*Knie zeigt zu den
Zehen*

*Ferse am
Boden*

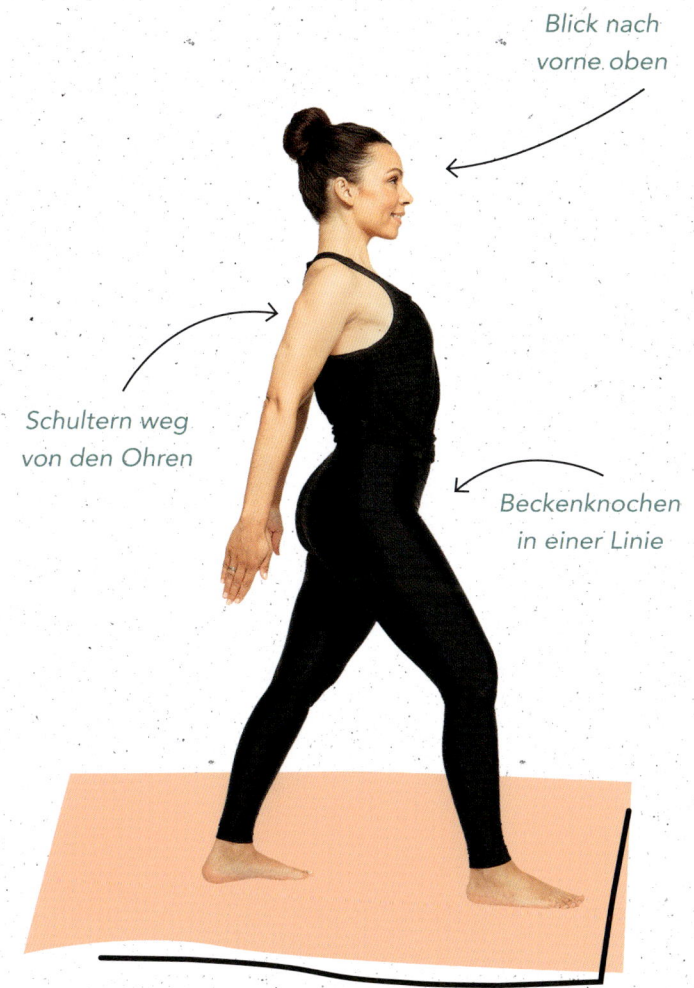

Blick nach vorne oben

Schultern weg von den Ohren

Beckenknochen in einer Linie

5 → Bild b
Dehn deinen Brustkorb nach vorne. Halte für eine Minute.

6 Wiederhole die Übung mit dem linken Bein vorne.

b

Großes Kamel

1 Komm in den Kniestand und öffne die Beine hüftbreit.

2 Der Rücken ist gerade.

3 Streck die Arme hinter dem Rücken aus und verzahn die Finger.

4 Dehn den Brustkorb nach vorne oben. Halte für eine Minute.

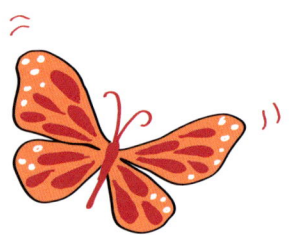

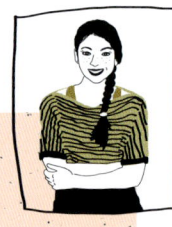

Denk dir nichts

Falls du feststellen solltest, dass du deine Finger hinter deinem Rücken nicht miteinander verschränken kannst, oder du überhaupt das Gefühl hast, dass die Hände sich so gar nicht aneinander annähern wollen, könnte das einfach an der Anatomie deiner Schultern liegen. In diesem Fall reicht es vollkommen aus, die Arme nach hinten zu strecken und sie so weit, wie es dir möglich ist, näher zueinanderzubringen.

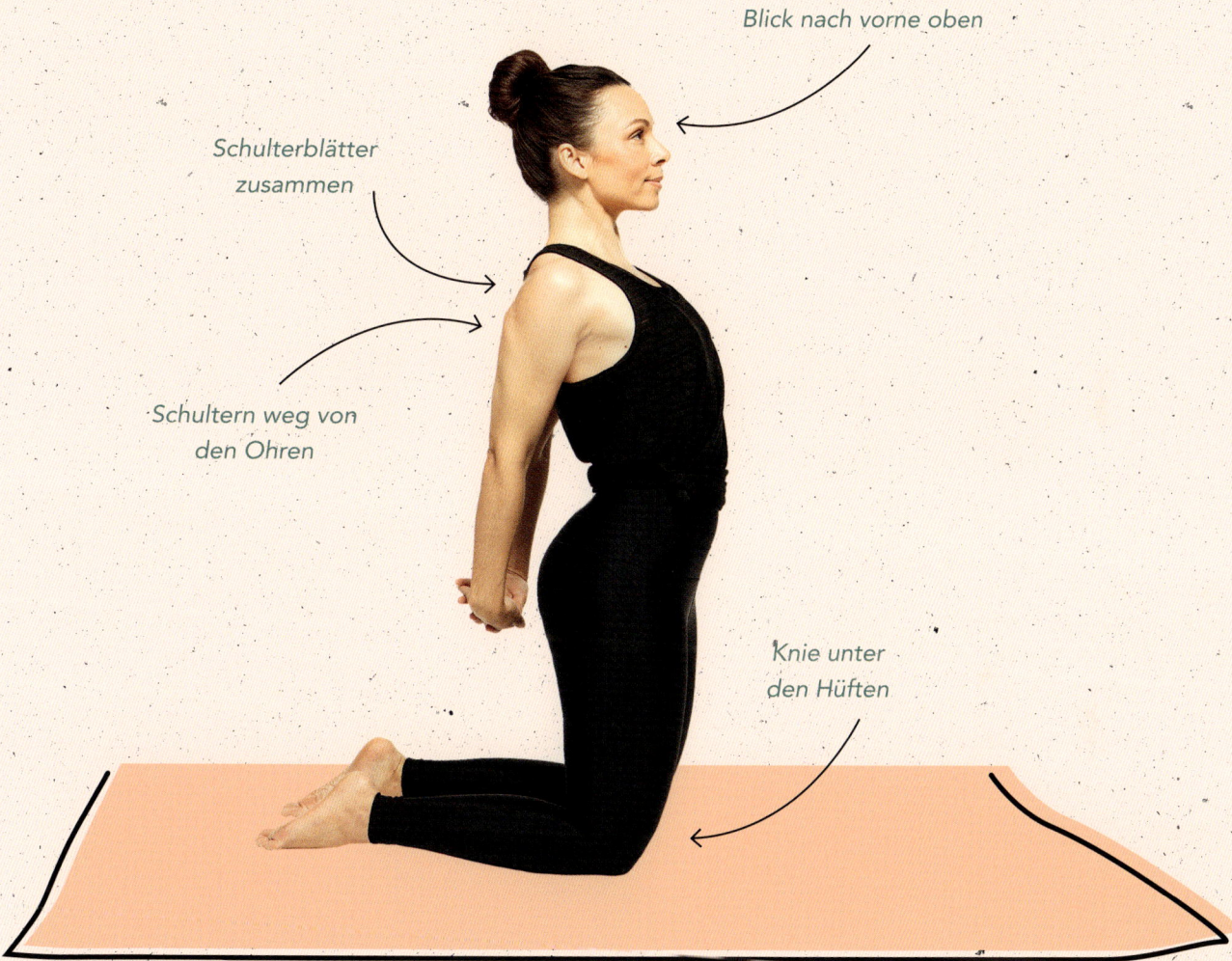

Blick nach vorne oben

Schulterblätter zusammen

Schultern weg von den Ohren

Knie unter den Hüften

Schulterbrücke

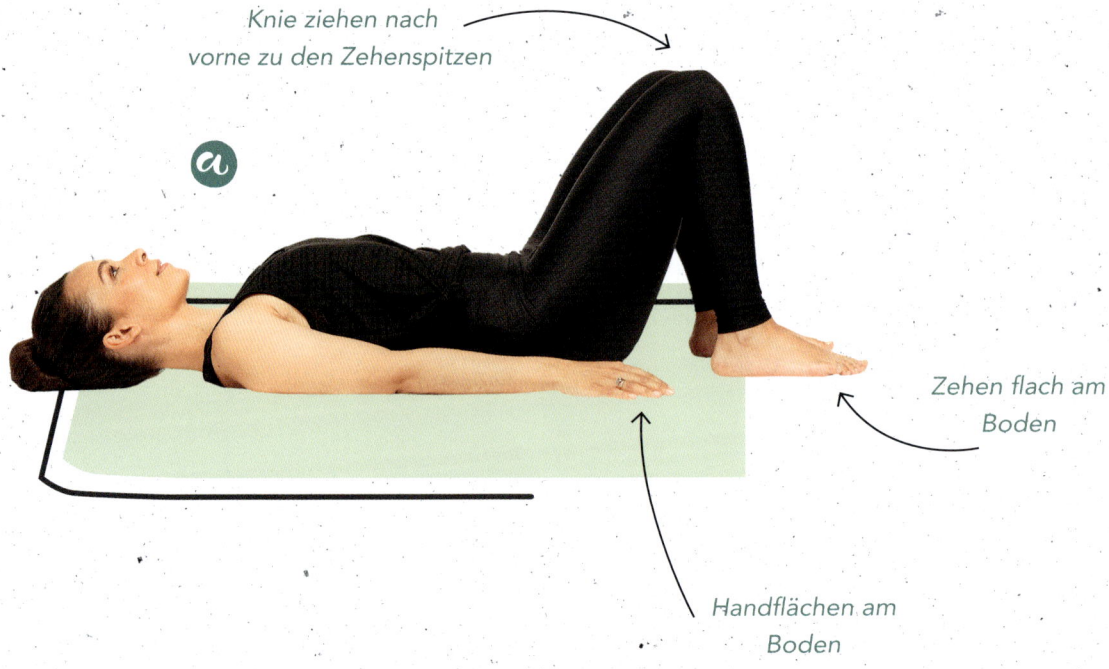

Knie ziehen nach vorne zu den Zehenspitzen

a

Zehen flach am Boden

Handflächen am Boden

1 Komm zum Sitzen.

2 Stell deine Beine hüftbreit auf.

3 Roll dich auf den Rücken ab.

4 → Bild a
Leg die Arme neben den Körper.

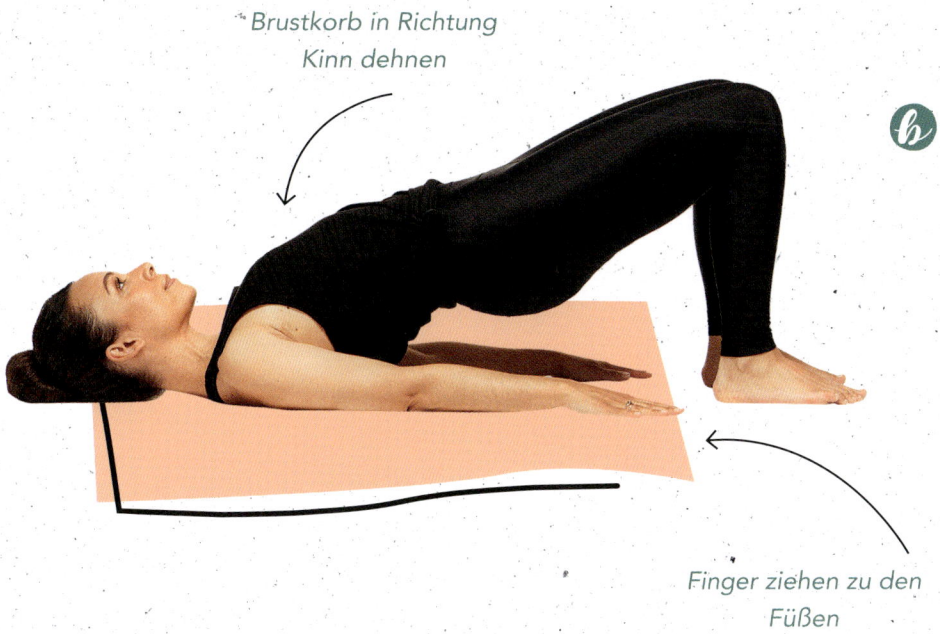

Brustkorb in Richtung Kinn dehnen

b

Finger ziehen zu den Füßen

5 → Bild b

Heb Becken, Rücken und Schulterblätter an. Halte für ein bis zwei Minuten.

6 Roll dich wieder auf den Rücken ab.

Abschlussentspannung

Ausgleichshaltung: Knie zur Brust

1. Stell die Beine auf und zieh die Oberschenkel nacheinander zum Brustkorb.

2. Umarme deine Beine.

3. Verweile so lange, wie du möchtest. Du kannst nach rechts und links schaukeln, wenn du magst.

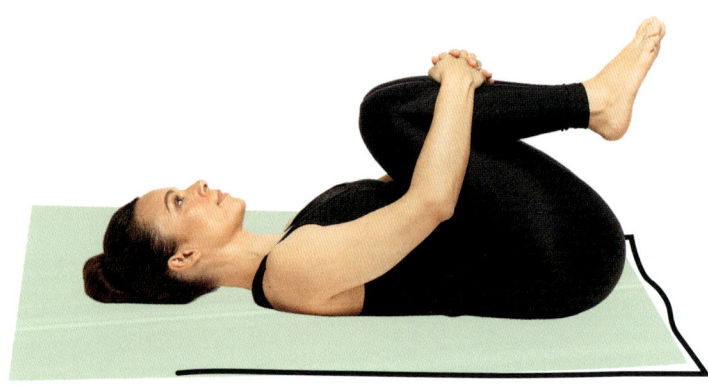

Ich liebe diese Übung so sehr. Sie schenkt mir Geborgenheit, Wärme, Ankommen, Stille, Ruhe und das Gefühl, bei mir zu sein. Ich hoffe, dass sie dir genauso gut gefällt wie mir. Du kannst hier auch ein Kissen benutzen. Mach das ruhig. Denn es wäre schade, wenn du mit einem überstreckten Nacken in der Position liegen würdest und so nicht wirklich in ihren Genuss kommst. Du darfst auch gerne die Beine etwas öffnen.

Atemübung: Gleichmäßig atmen

1. Bleib auf dem Rücken liegen.
2. Und atme. Völlig egal, wo und wie du atmest.
3. Schließ die Augen.
4. Konzentrier dich einfach darauf, möglichst langsam zu atmen.
5. Zähle innerlich und atme als nächstes bei Zwei, Drei oder Vier ein.
6. Wähl dieselbe Zahl für deine Ausatmung. So entsteht ein gleichmäßiger Atemrhythmus.
7. Übe für fünf bis zehn Minuten.

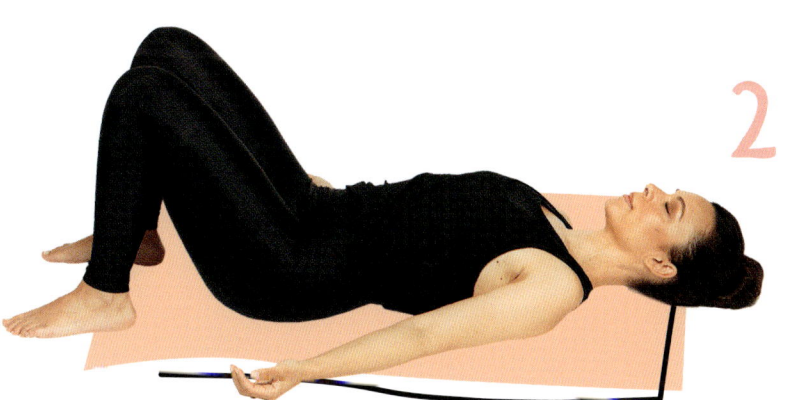

Schöner Gedanke für deine Entspannung

Geh in deine Entspannungsposition und schließ die Augen. *Stell dir nun vor, dass du dich all den Dingen gegenüber, denen du dich sonst verschließt, komplett öffnen kannst. Mal dir in deinen Gedanken aus, wie dein Leben ab sofort verlaufen könnte oder würde. Spür bewusst hinein, wie es sich für dich anfühlt – ganz wertfrei.*

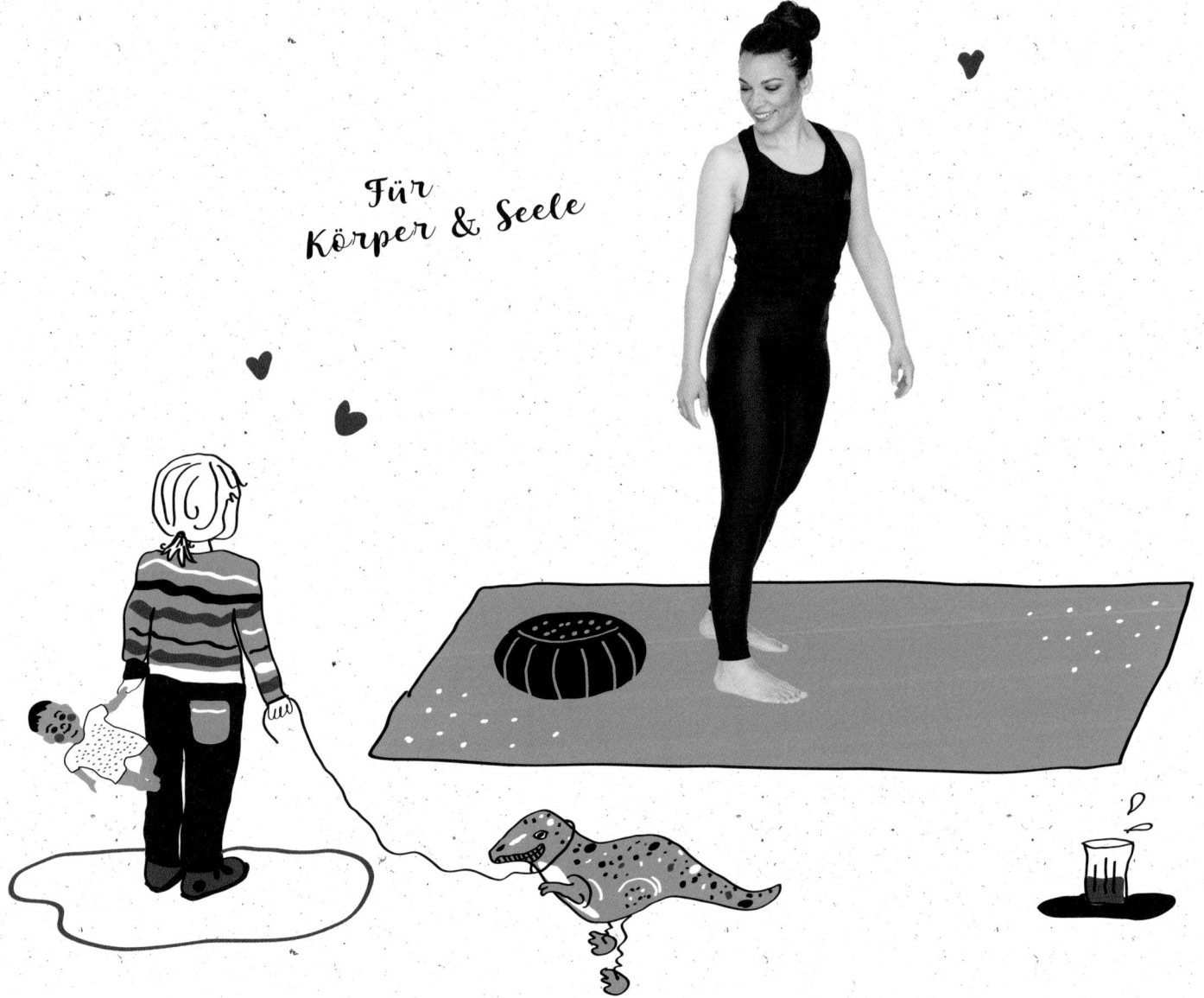

Für
Körper & Seele

Programm 3: Drehhaltungen

Drehhaltungen zeigen dir einen Weg, ausgeglichen durchs Leben zu gehen und ein Auge für die schönen Dinge um dich herum zu entwickeln. Auf körperlicher Ebene ist jede Drehung eine Wohltat für deine Verdauungsorgane und deinen wichtigsten Atemmuskel, dein Zwerchfell. Es freut sich über mehr Flexibilität. Am meisten freut sich aber deine Wirbelsäule, die so richtig schön mobilisiert wird und ihre Blockaden loswird.

Krokodil

1 Leg dich auf den Rücken.

2 Stell die Beine eng auf.

3 → Bild a
Breite deine Arme zur Seite aus.

4 Kipp die Knie geschlossen nach links.

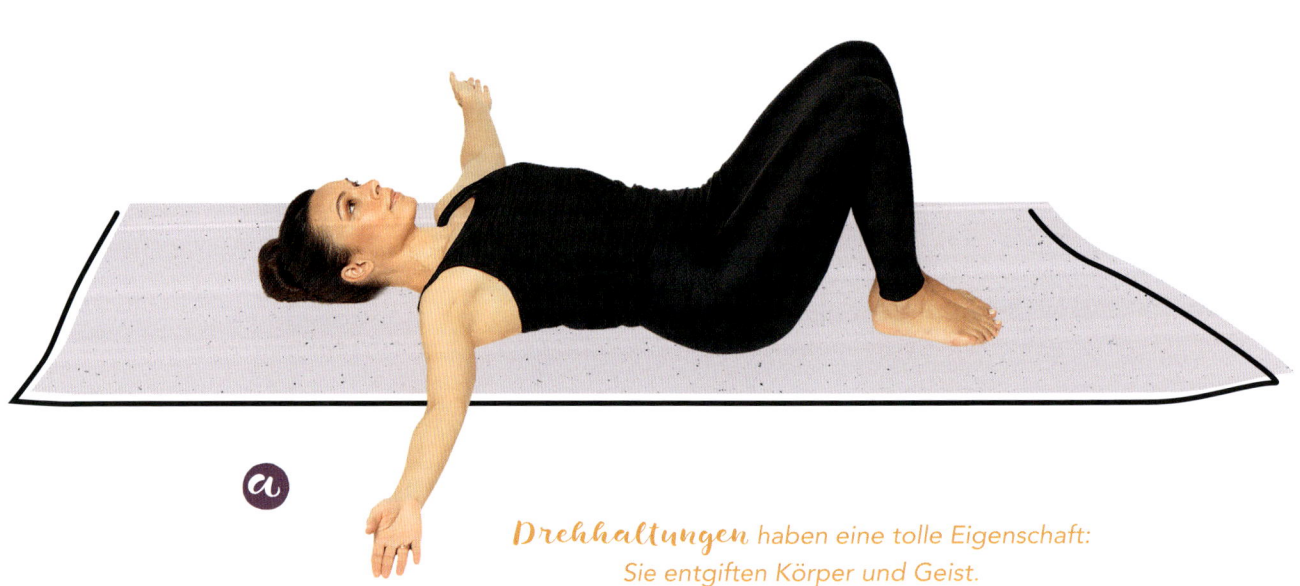

a

Drehhaltungen haben eine tolle Eigenschaft:
Sie entgiften Körper und Geist.

5 → Bild b
Lass den Kopf so liegen, wie er ist,
oder dreh ihn nach rechts oder links.

6 Bleib zwei bis drei Minuten entspannt
in der Position.

7 Wiederhole auf der rechten Seite.

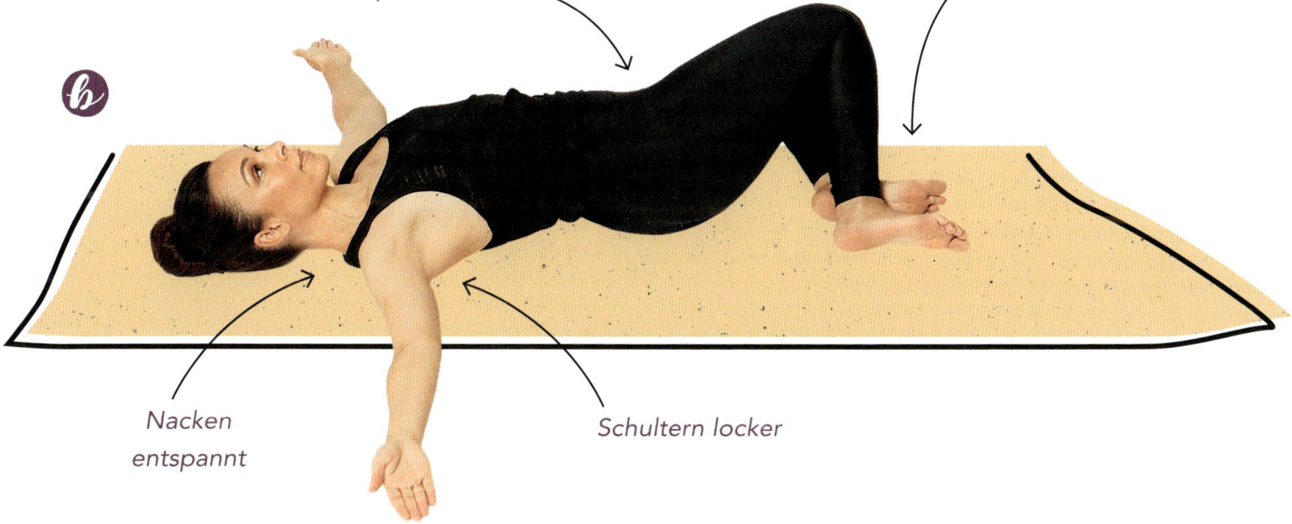

*Füße neben- oder
übereinander*

Hüfte entspannt

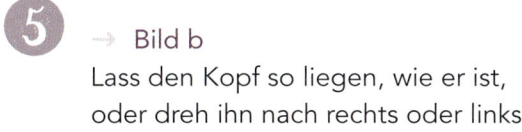

*Nacken
entspannt*

Schultern locker

Gedrehtes Boot

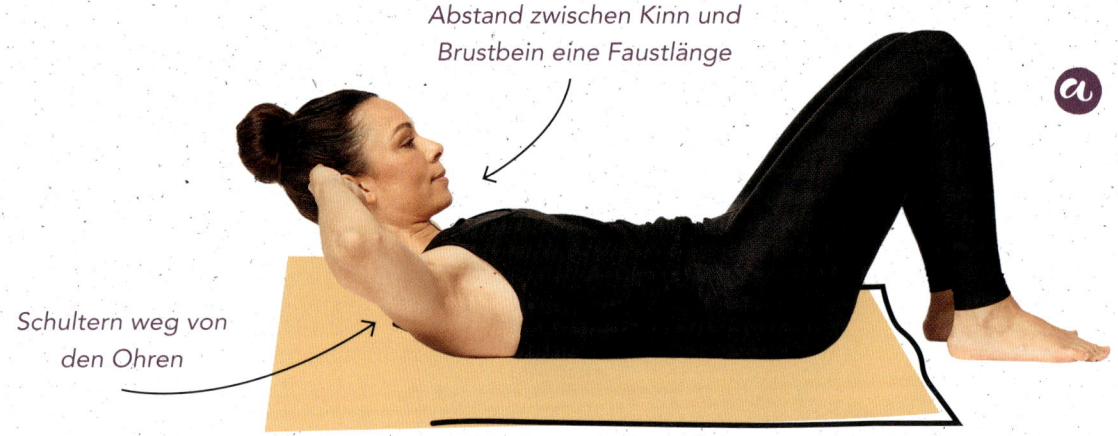

Abstand zwischen Kinn und Brustbein eine Faustlänge

Schultern weg von den Ohren

a

1 Stell die Beine hüftbreit auf.

2 Leg deine Hände an den Hinterkopf.

3 → Bild a
Heb Kopf und Schultern an und zieh den Bauchnabel nach innen zur Wirbelsäule.

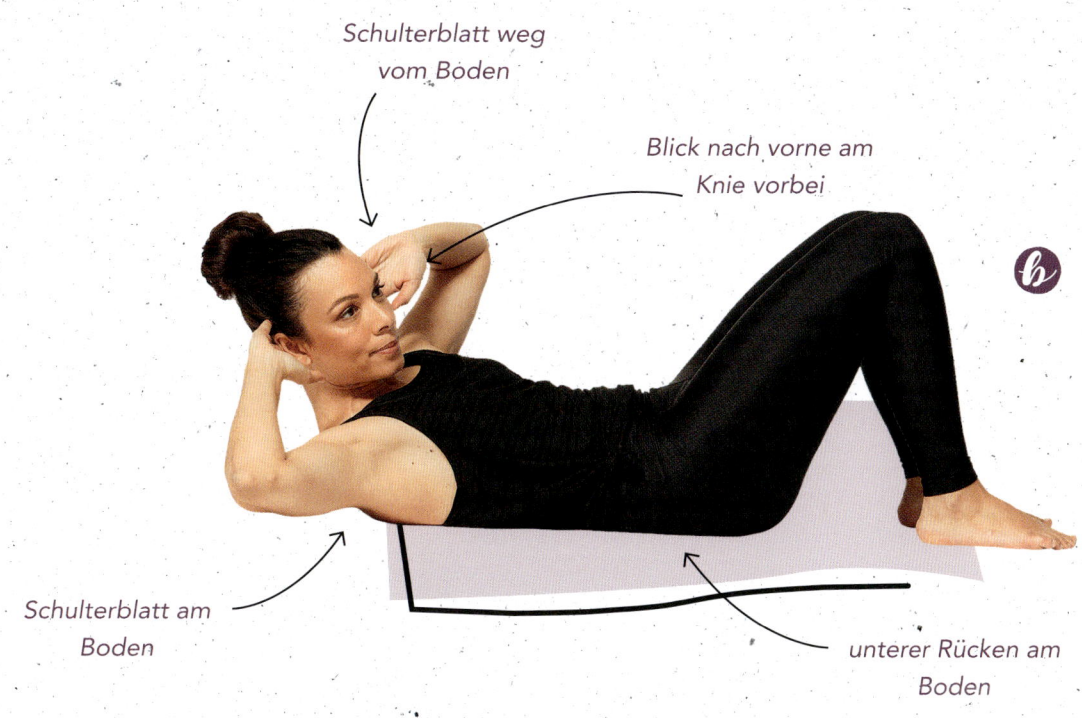

Schulterblatt weg vom Boden

Blick nach vorne am Knie vorbei

b

Schulterblatt am Boden

unterer Rücken am Boden

4 → Bild b
Dreh den Oberkörper nach rechts und behalte den unteren Rücken am Boden. Halte eine Minute.

5 Leg dich kurz wieder auf den Rücken.

6 Wiederhole nach links.

Gebeugter Drehsitz

1 Setz dich in einen aufrechten Sitz.

2 Stell beide Beine an.

3 → Bild a
Zieh die Oberschenkel so eng an dich heran, wie es dir möglich ist.

4 Umarme die Beine mit dem linken Arm.

5 Stütz dich mit den Fingern der rechten Hand hinter dem Rücken ab.

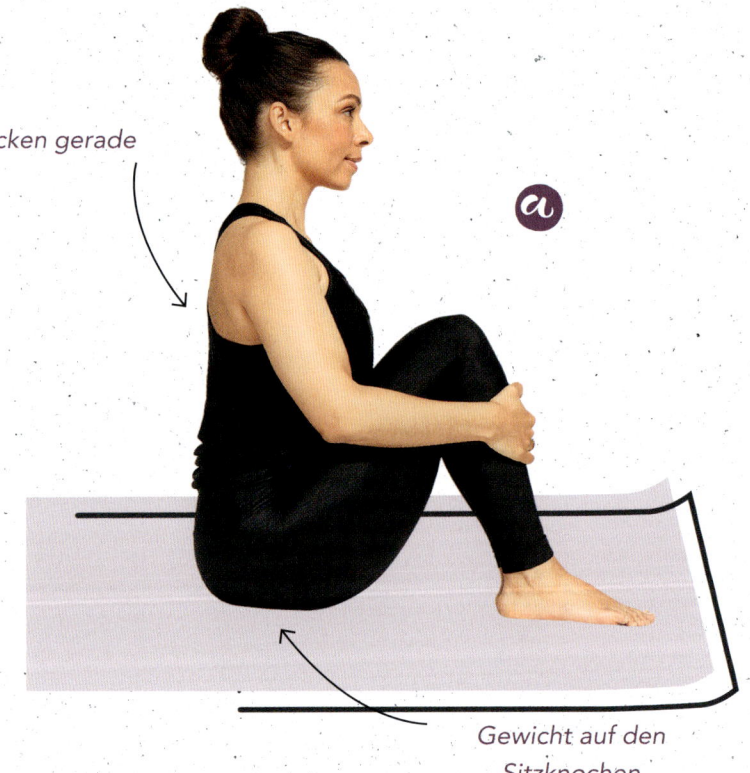

Rücken gerade

a

Gewicht auf den Sitzknochen

6 → Bild b

Dreh den Oberkörper nach rechts, dein Nacken sollte lang und entspannt sein. Halte für eine Minute.

7 Wiederhole die Übung nach links …

8 … und umarme deine Beine mit dem rechten Arm.

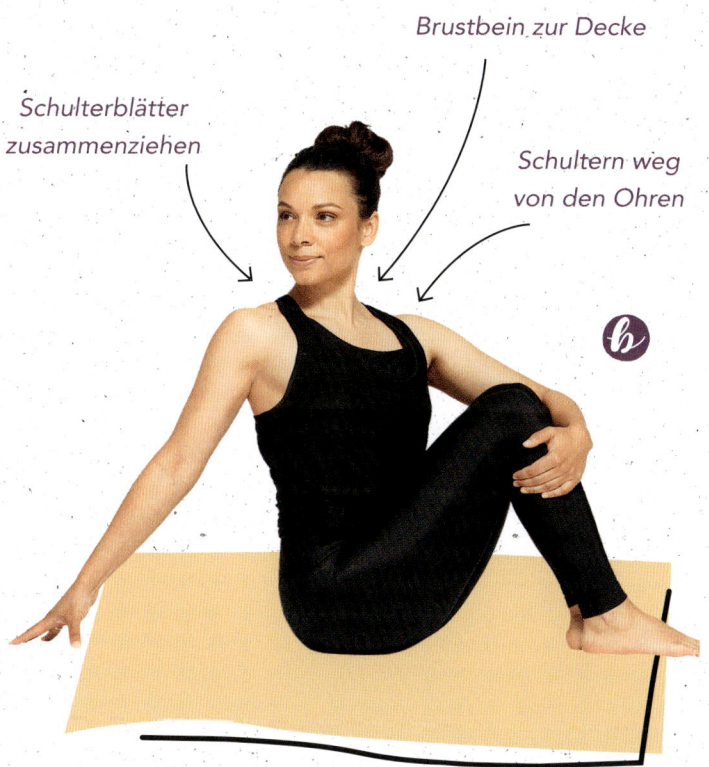

Schulterblätter zusammenziehen

Brustbein zur Decke

Schultern weg von den Ohren

b

Gedrehter Kniestand

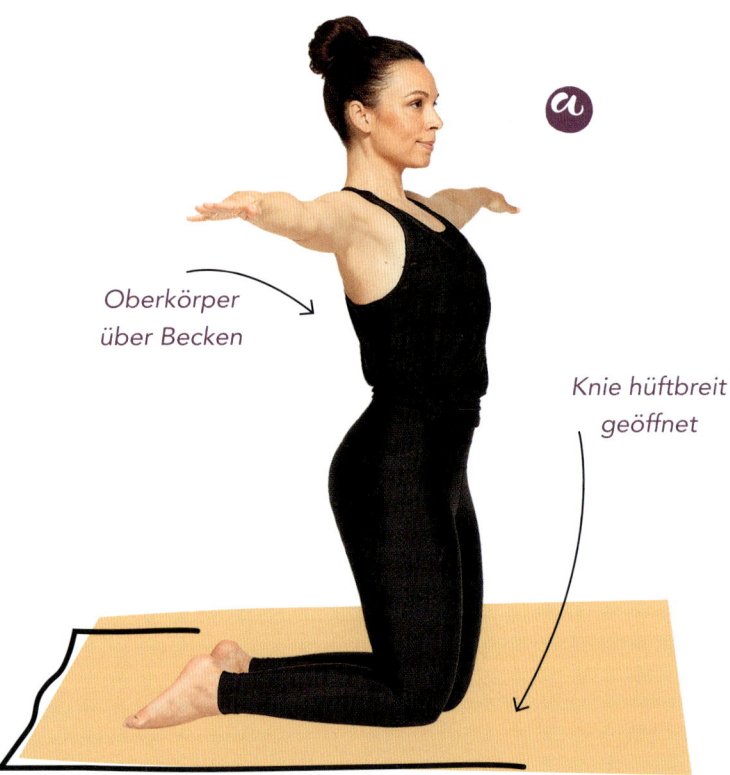

Oberkörper
über Becken

Knie hüftbreit
geöffnet

a

1. Komm in den Kniestand.

2. → Bild a
   Heb deine Arme auf Schulterhöhe.

3. → Bild b
   Dreh deinen Oberkörper nach rechts,
   der Rücken ist gerade. Halte für eine
   Minute.

4. Dreh dich zurück zur Mitte.

5. Wiederhole die Übung nach links.

Let's twist again! Besonders energetisierend wird diese Übung,
wenn du ganz entspannt hin- und herschwingst. Damit dir dabei nicht
schwindelig wird, halte deinen Kopf gerade nach vorne fixiert.

Nacken entspannt

Schultern weg
von den Ohren

Beckenknochen
nach vorne

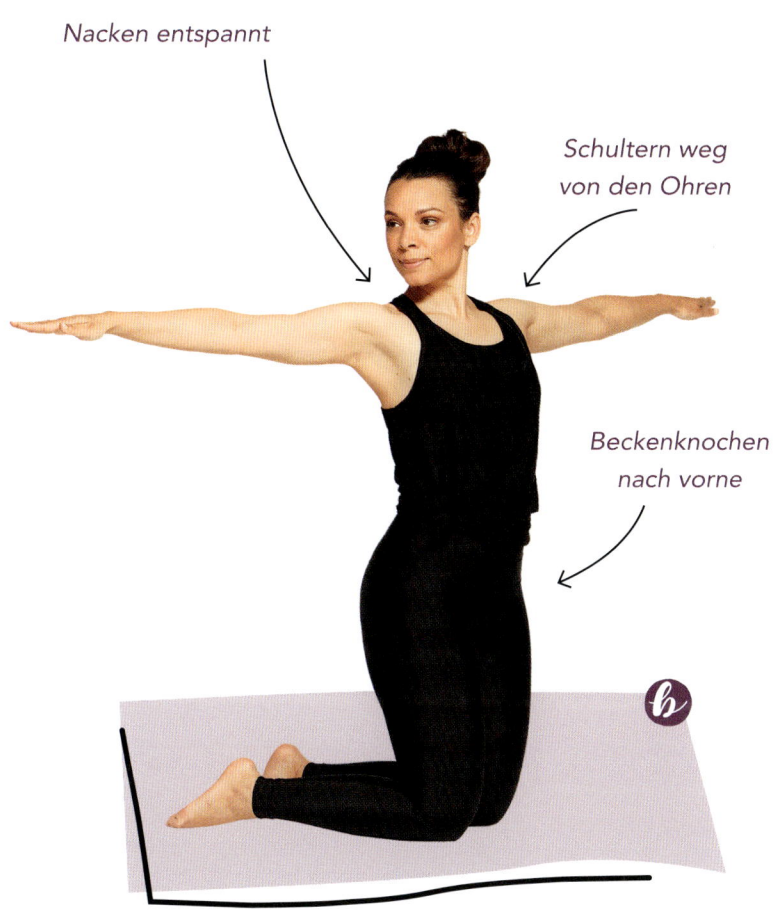

Die Schönheit eines Moments

Manchmal wissen wir nicht, was wir verpassen, wenn wir mit Scheuklappen durchs Leben eilen. Es lohnt sich auch mal, sich umzusehen und wahrzunehmen, was um uns herum passiert. Die schönsten Momente in meinem Leben habe ich, wenn ich aufmerksamer durch meinen Tag gehe und Kleinigkeiten entdecke, ein frisch verliebtes Paar, die Sonne, die auf dem Wasser glitzert, der Duft von Frühling. Oder wenn ich einfach meiner Tochter beim Tanzen und Singen zusehe, ihr zuhöre, wie sie laut vor sich hin »liest«, weil sie die Vorlesegeschichten schon auswendig kann. Ich nutze gerne solche Momente, um mir vor Augen zu führen, worauf es wirklich ankommt. Wir verstricken uns oft zu sehr in Unwichtigkeiten, die uns unnötig Energie rauben.

Tiefer gedrehter Ausfallschritt

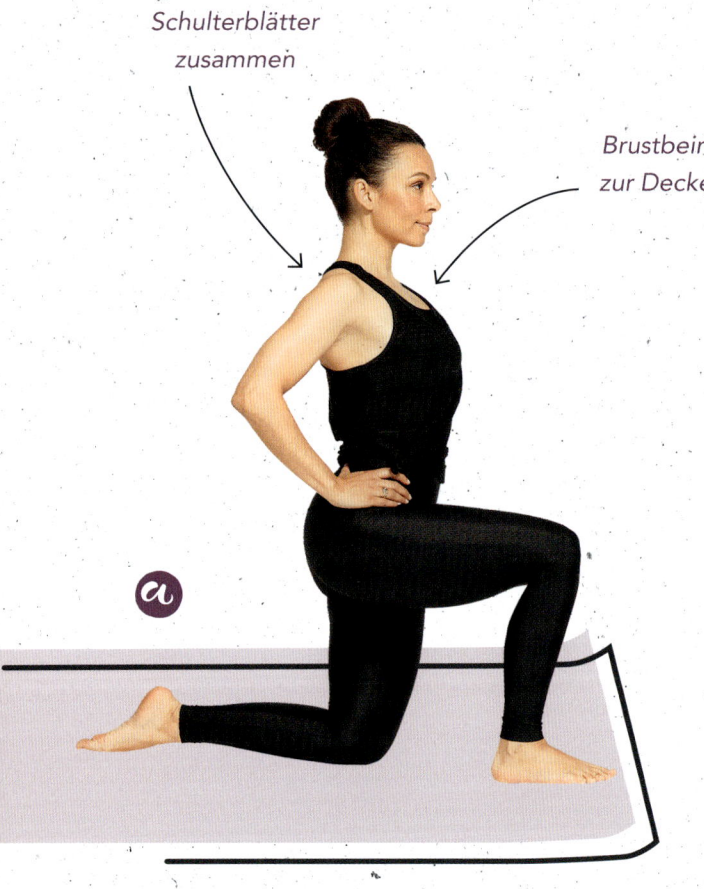

Schulterblätter
zusammen

Brustbein
zur Decke

a

1 Bleib im Kniestand.

2 → Bild a
Stell das rechte Bein vor dir auf,
mit dem Knie über dem Fußgelenk.

3 Leg deine linke Hand außen am
rechten Knie an.

4 Stütz dich mit der rechten Hand in
der Hüfte ab.

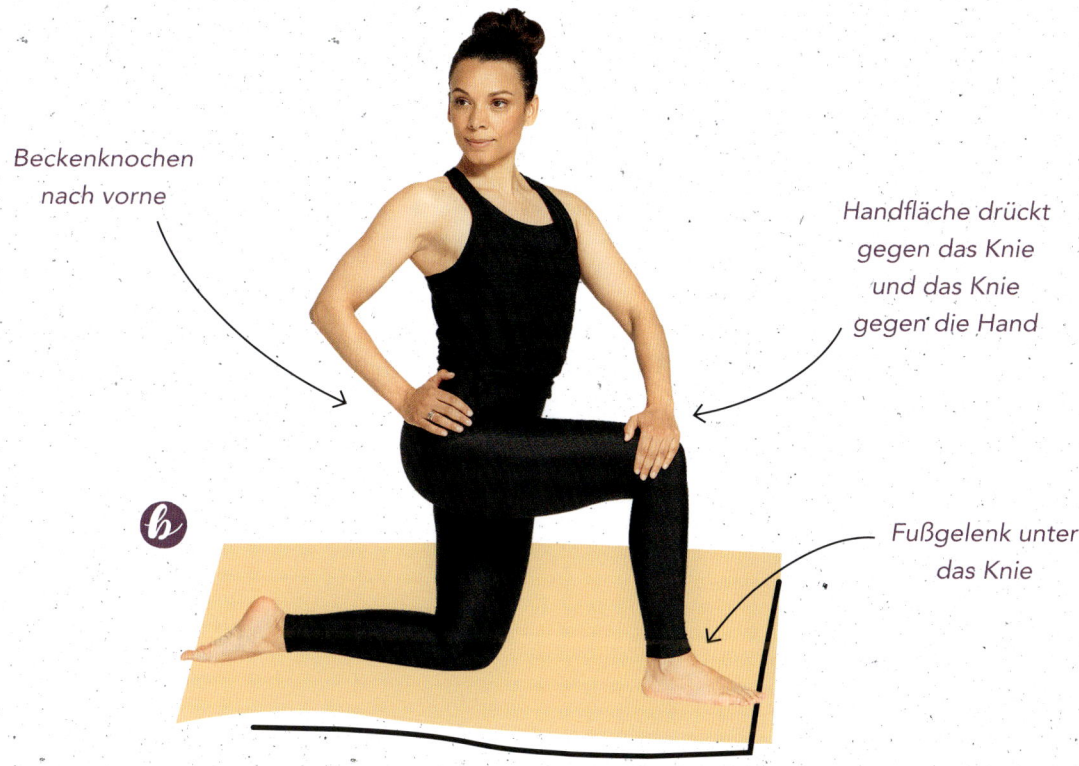

*Beckenknochen
nach vorne*

*Handfläche drückt
gegen das Knie
und das Knie
gegen die Hand*

*Fußgelenk unter
das Knie*

b

5 → Bild b
Dreh den Oberkörper mit geradem
Rücken nach rechts. Halte für eine Minute.

6 Wiederhole die Übung mit dem linken Bein aufgestellt und nach links
gedreht.

Gedrehter Berg

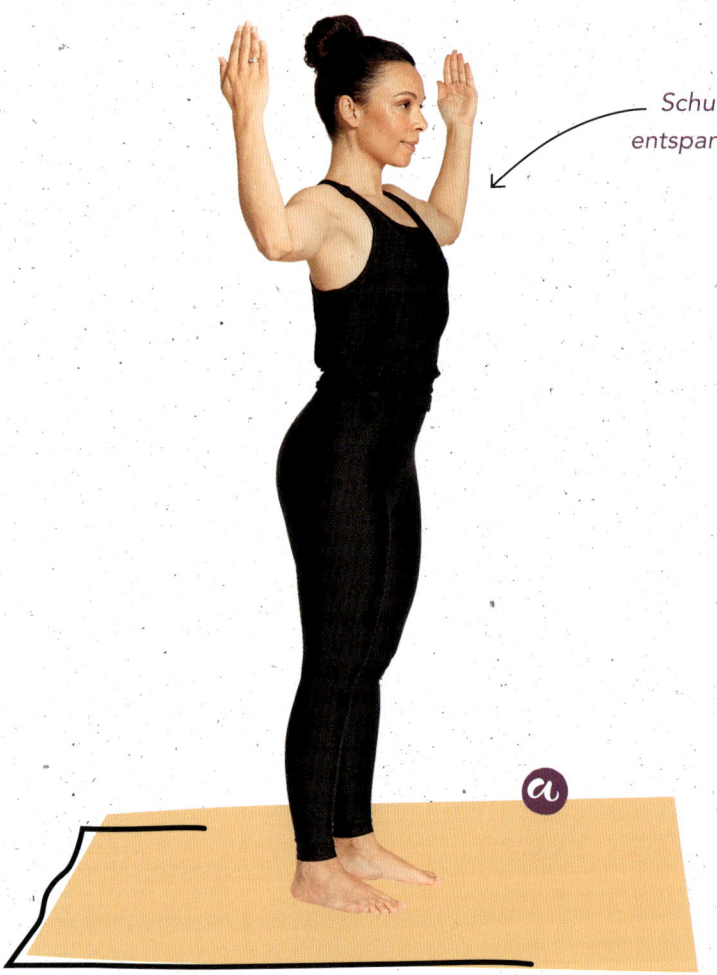

Schultern sinken entspannt nach unten

1 Stell die Beine hüftbreit auf.

2 → Bild a
Bilde mit den Armen ein »U«.

3 Dreh den Oberkörper und Kopf mit geradem Rücken nach rechts:

Anstatt mit den Armen in der U-Position zu starten, kannst du auch gleich die Hände aneinanderlegen wie im Bild b.

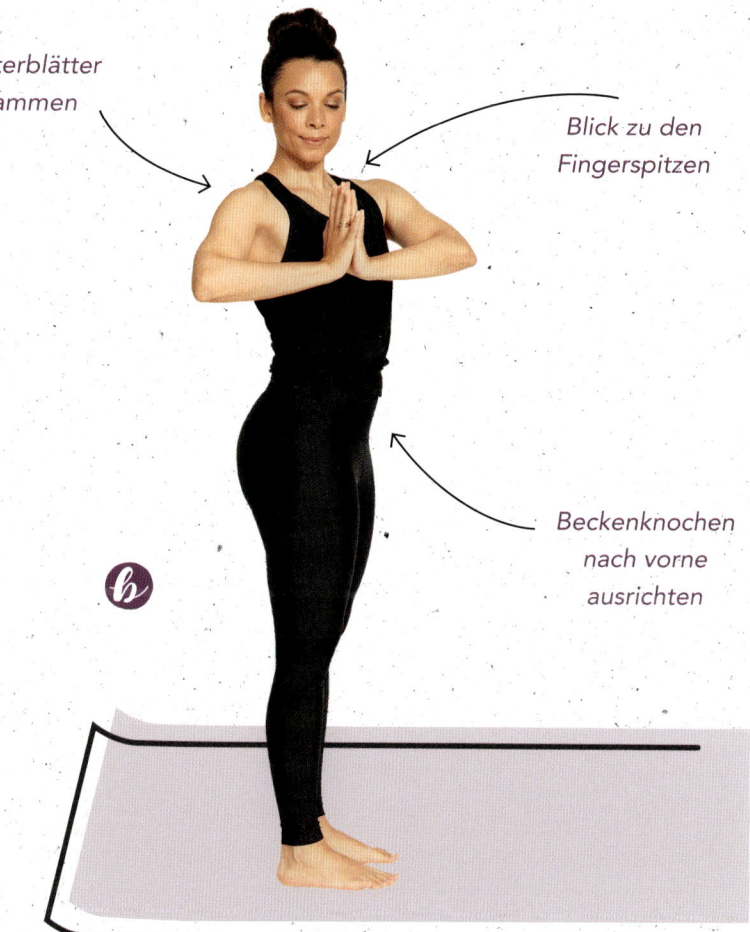

Schulterblätter zusammen

Blick zu den Fingerspitzen

Beckenknochen nach vorne ausrichten

4 → **Bild b**
Drück die Handflächen aneinander.
Halte die Position für eine Minute.

5 Dreh dich zurück zur Mitte.

6 Wiederhole die Übung nach links.

b

Hoher gedrehter Ausfallschritt

1 Stell dich aufrecht hin.

2 → Bild a
Die Hände sind am Becken.

3 Mach mit dem linken Bein
einen Schritt nach hinten

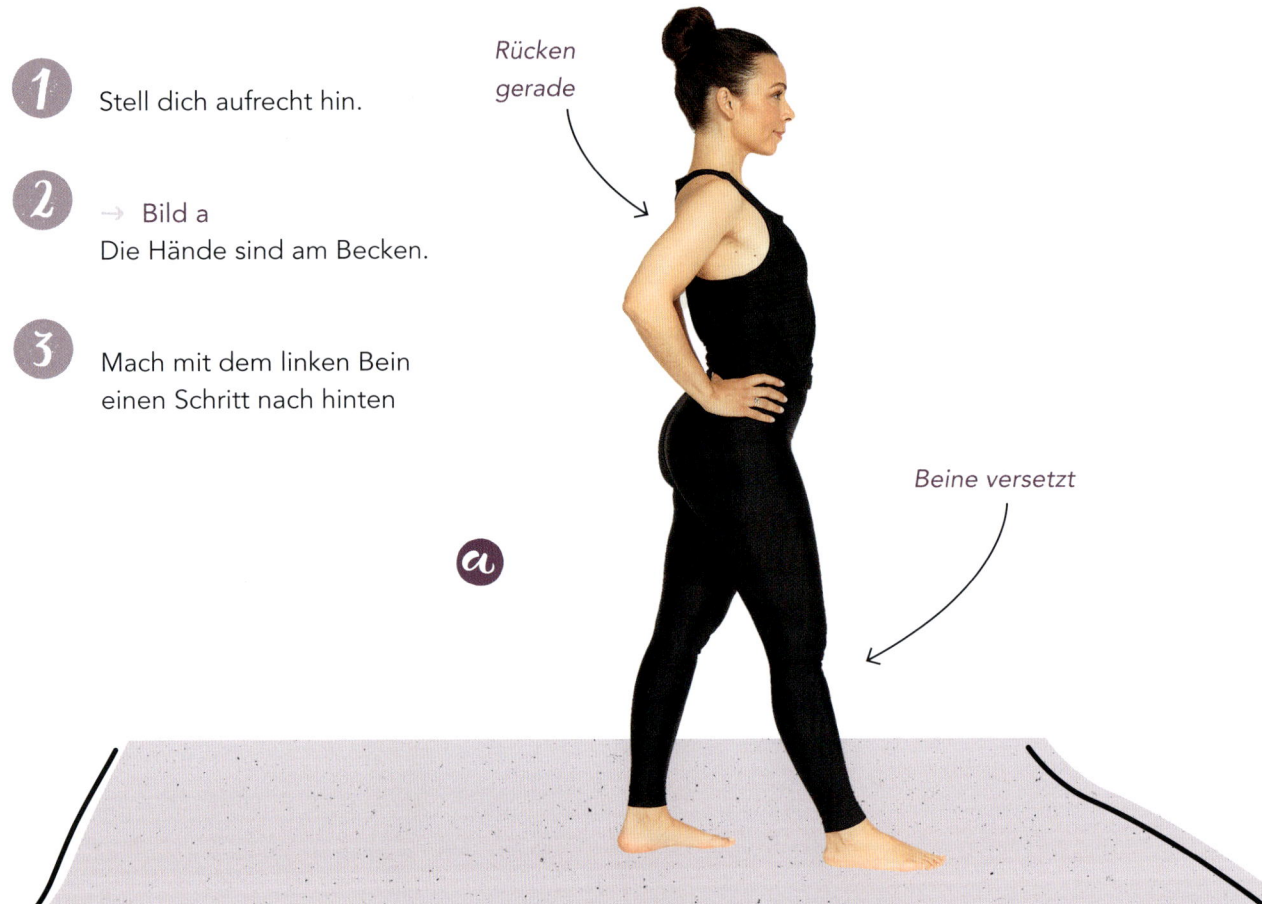

Rücken gerade

Beine versetzt

a

*Arme weit nach
hinten öffnen*

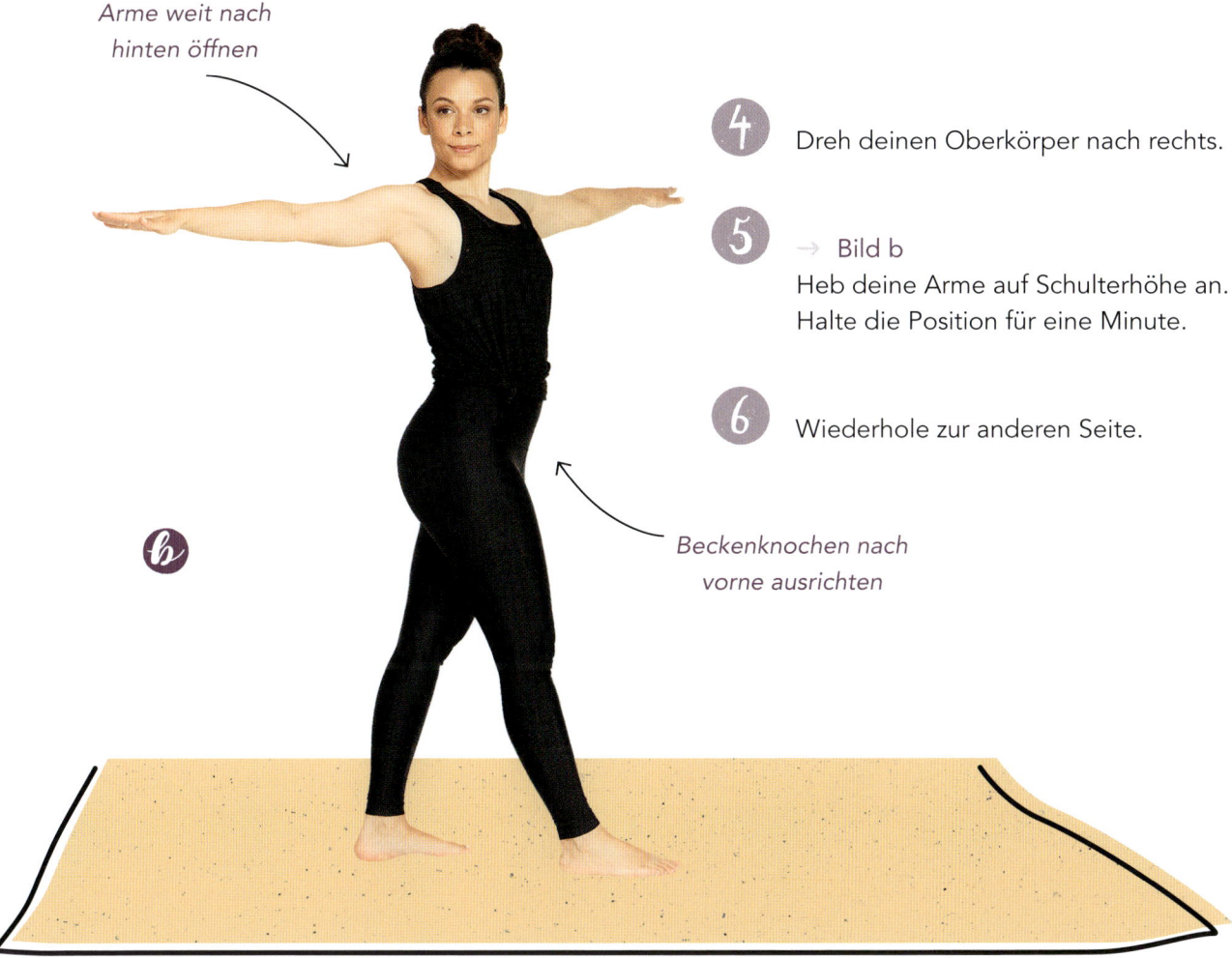

4 Dreh deinen Oberkörper nach rechts.

5 → Bild b
Heb deine Arme auf Schulterhöhe an.
Halte die Position für eine Minute.

6 Wiederhole zur anderen Seite.

b

*Beckenknochen nach
vorne ausrichten*

Gedrehtes Dreieck

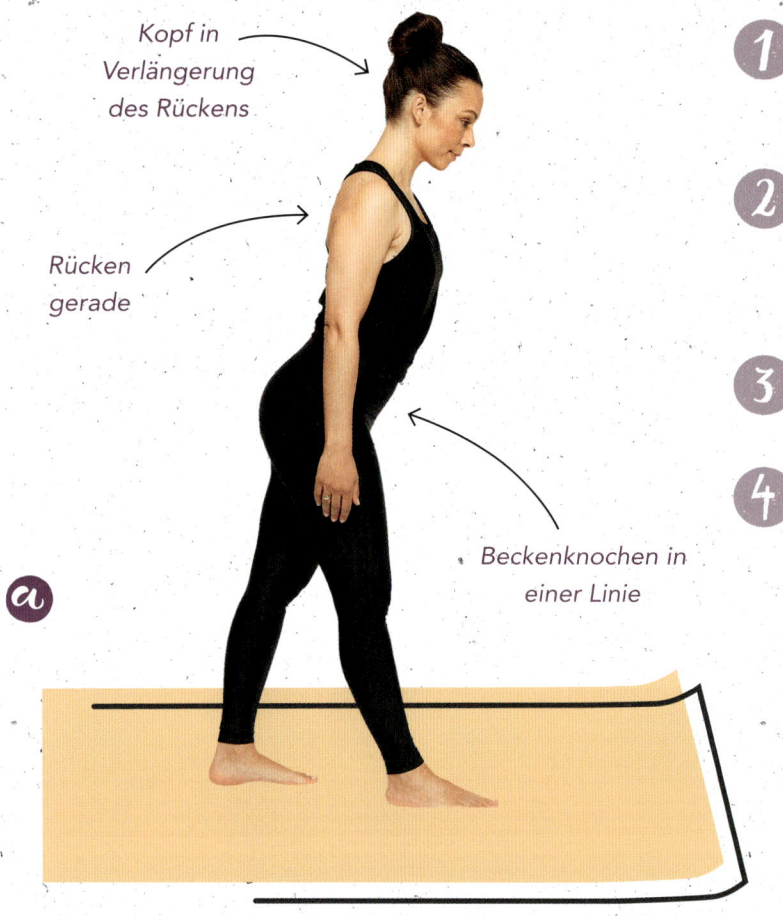

Kopf in Verlängerung des Rückens

Rücken gerade

Beckenknochen in einer Linie

a

1 Mach mit dem linken Bein einen Schritt nach hinten

2 → Bild a
Beug deinen Oberkörper ganz leicht nach vorne.

3 Stütz deine rechte Hand in die Hüfte.

4 Platziere die linke Hand außen am rechten Oberschenkel.

5 → Bild b
Dreh den Oberkörper nach rechts.
Halte die Position für eine Minute.

6 Richte dich wieder auf.

7 Wiederhole die Übung nach links.

Alternative Kopfposition
Wenn du zu Nackenverspannungen neigst,
dann dreh deinen Kopf nach unten mit
Blick zum Boden.

Schulterblätter
zusammen

Nacken sollte
lang und
entspannt sein

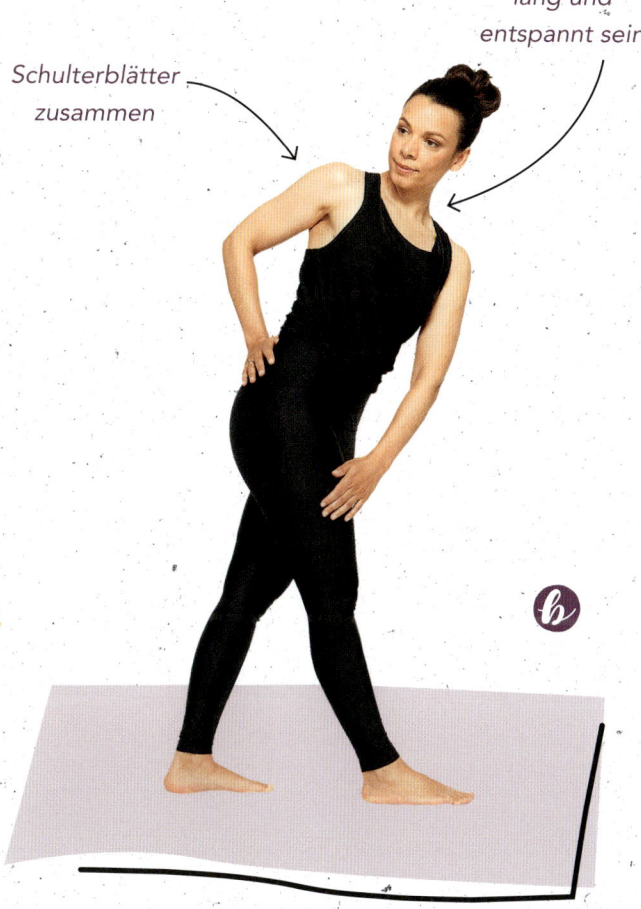

b

Gestreckter Drehsitz

1 Komm zum Sitzen und streck das linke Bein aktiv aus.

2 → Bild a
Beug dein rechtes Bein nah am Körper.

3 Leg die linke Handfläche an dein rechtes Knie außen.

4 Stütz dich mit den rechten Fingern hinter dem Rücken am Boden ab, der Rücken ist lang.

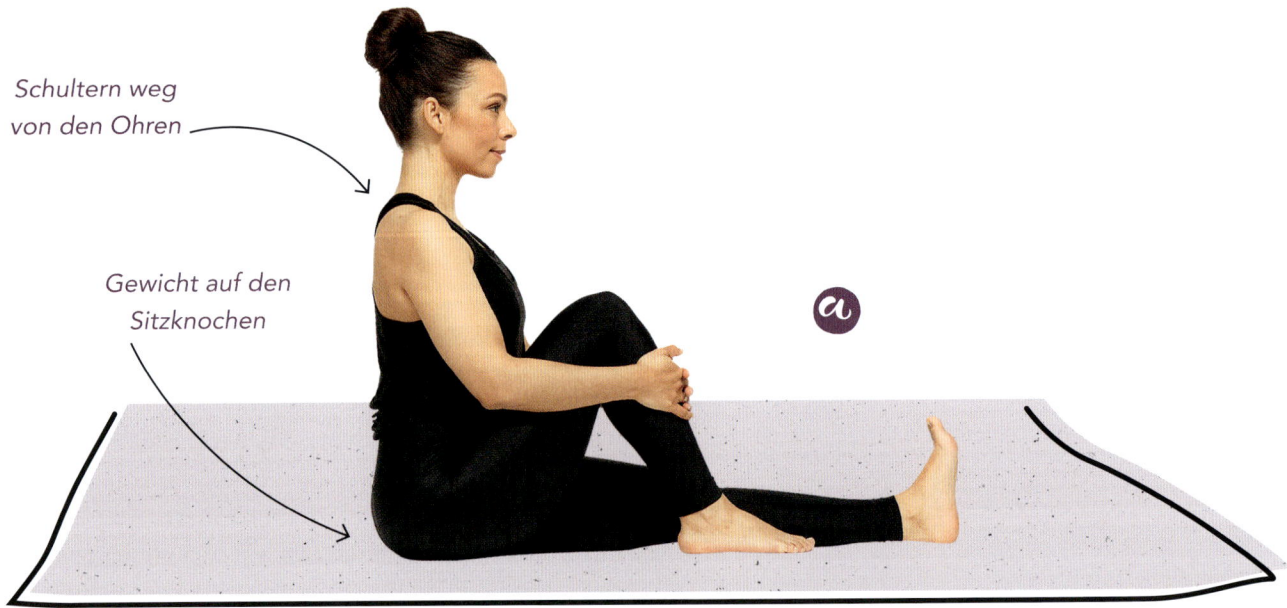

Schultern weg von den Ohren

Gewicht auf den Sitzknochen

a

5 → Bild b

Dreh dich nach rechts. Halte die Position für eine Minute.

6 Dreh dich zurück zur Mitte.

7 Wiederhole nach links mit dem rechten Bein ausgestreckt.

Schulterblätter zusammen

Nacken lang und entspannt beim Drehen

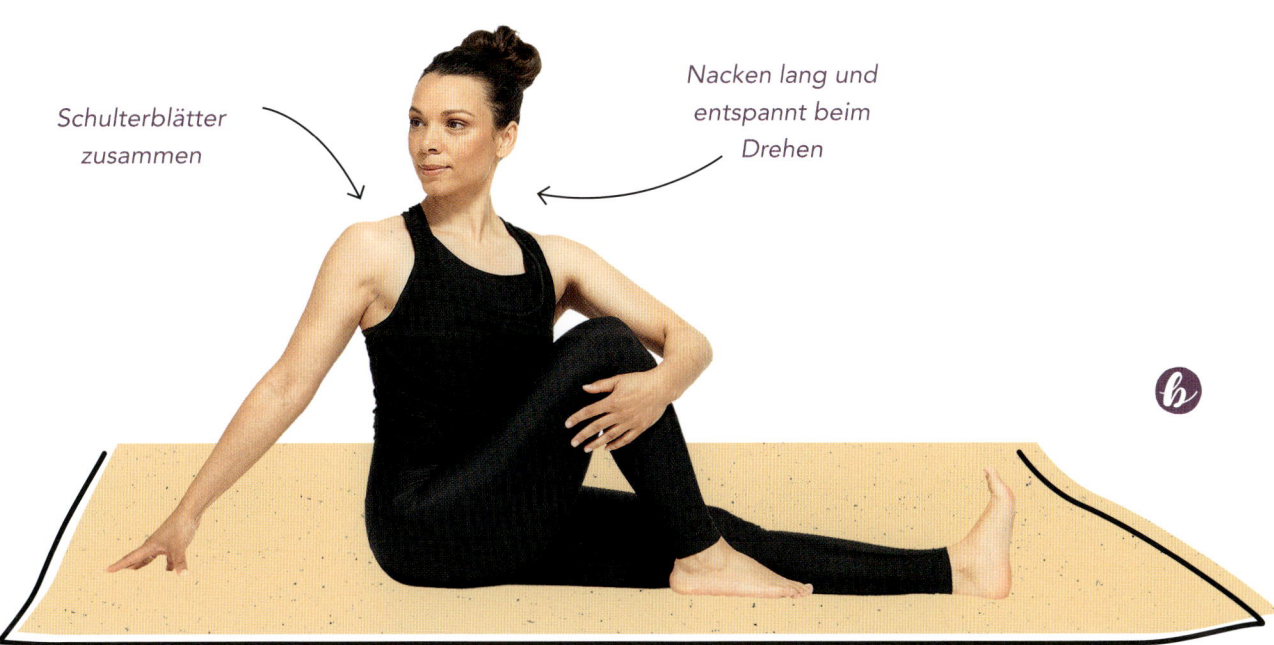

Abschlussentspannung

Ausgleichshaltung:
Sitzende hängende Vorbeuge

1. *Setz dich ganz bequem hin.*

2. *Lass deine Beine entspannt gebeugt.*

3. *Häng den Oberkörper und Kopf*
   entspannt nach vorne aus.

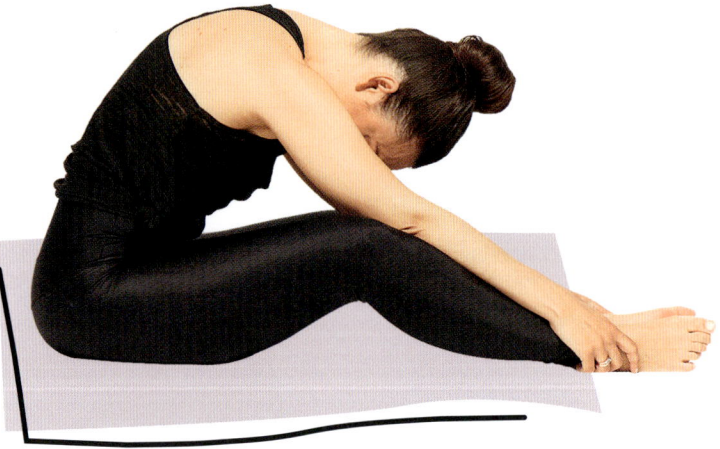

Setz dich gerne auf ein Kissen oder eine Decke.

Atemübung: Die Kopfleuchte

Die bisherigen Atemübungen dienten unter anderem dazu, dein System herunterzufahren, und sie verhalfen dir so, zur Ruhe zu kommen. Die Kopfleuchte wirkt eher energetisierend und eignet sich deshalb auch zum Einstieg in dein Yogaprogramm direkt nach der Einstimmung.

1. Setz dich in den Schneider- oder Fersensitz.

2. Atme in den Bauch tief ein, sodass er sich wie ein Luftballon aufbläst.

3. Atme stoßartig aus, als ob du einen kleinen Schlag in den Bauch bekommen würdest.

4. Wiederhole diesen Vorgang 6- bis 8-mal.

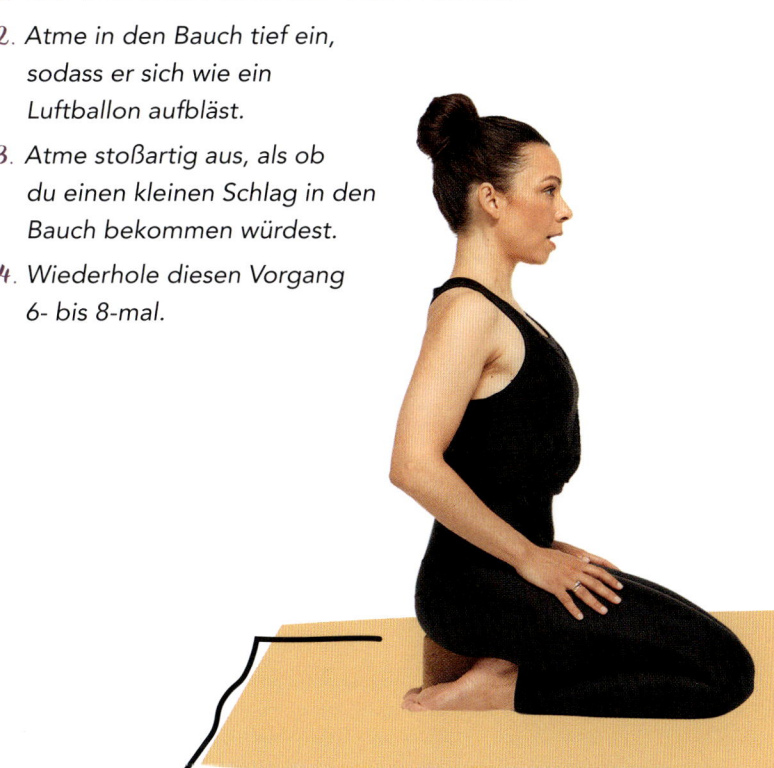

Schöner Gedanke für deine Entspannung

Leg dich in deine Entspannungs-position. *Stell dir vor, dass du ganz leicht wirst, so leicht, als ob du von einer Wolke getragen werden würdest. Alles fühlt sich ganz leicht an. Jede Schwere verschwindet aus deinem System.*

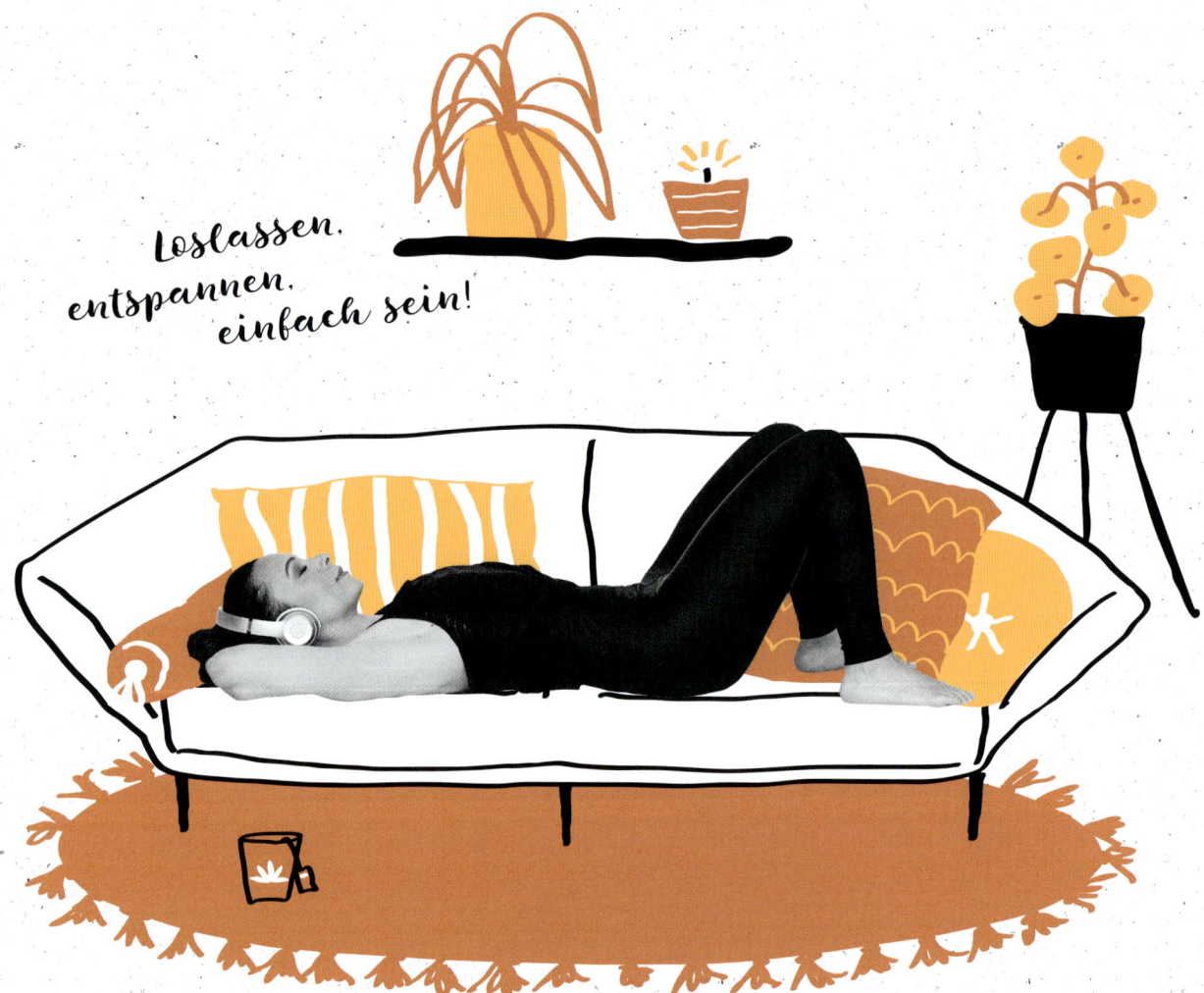

Loslassen,
entspannen,
einfach sein!

Programm 4: Vorbeugen

Verspürst du das Bedürfnis, den Bezug zu dir selbst wieder-
herzustellen, dich ein wenig zurückzuziehen, um dich zu zentrie-
ren und dich wieder auf die wesentlichen Dinge zu konzentrieren?
Möchtest du lernen loszulassen, zu entspannen und einfach nur
zu sein? All dies findest du auf mentaler Ebene bei den Vorbeugen. Auf
körperlicher Ebene wird deine Körperrückseite einmal von oben bis unten
gedehnt, dein Herz und deine Nerven beruhigen sich.

Halbe Beinstreckung

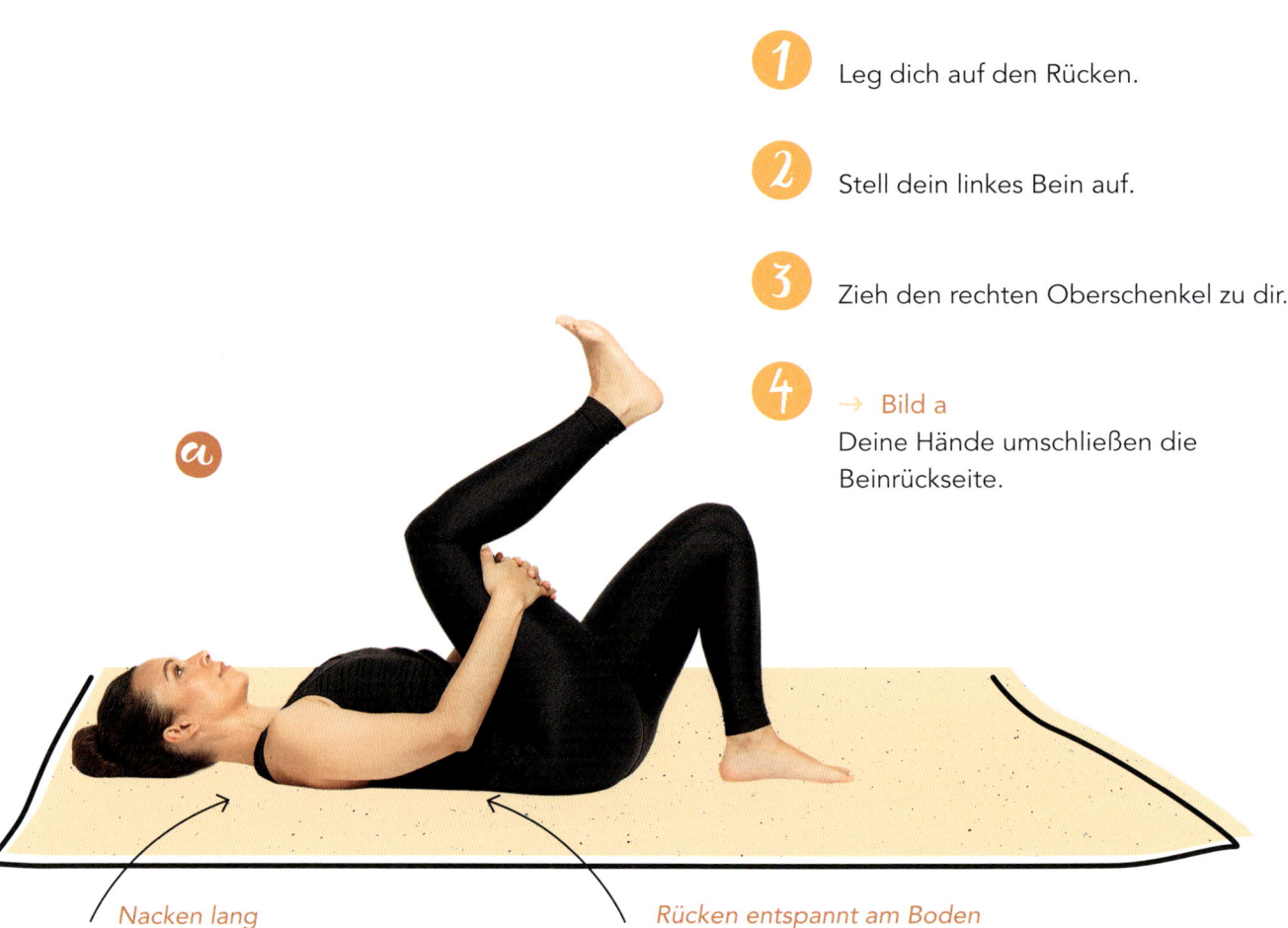

1 Leg dich auf den Rücken.

2 Stell dein linkes Bein auf.

3 Zieh den rechten Oberschenkel zu dir.

4 → Bild a
Deine Hände umschließen die Beinrückseite.

a

Nacken lang

Rücken entspannt am Boden

5 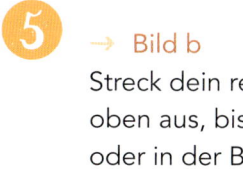 → Bild b

Streck dein rechtes Bein leicht nach oben aus, bis du ein Ziehen im Po oder in der Beinrückseite spürst. Halte für eine Minute.

6 Wiederhole die Übung mit dem linken Bein.

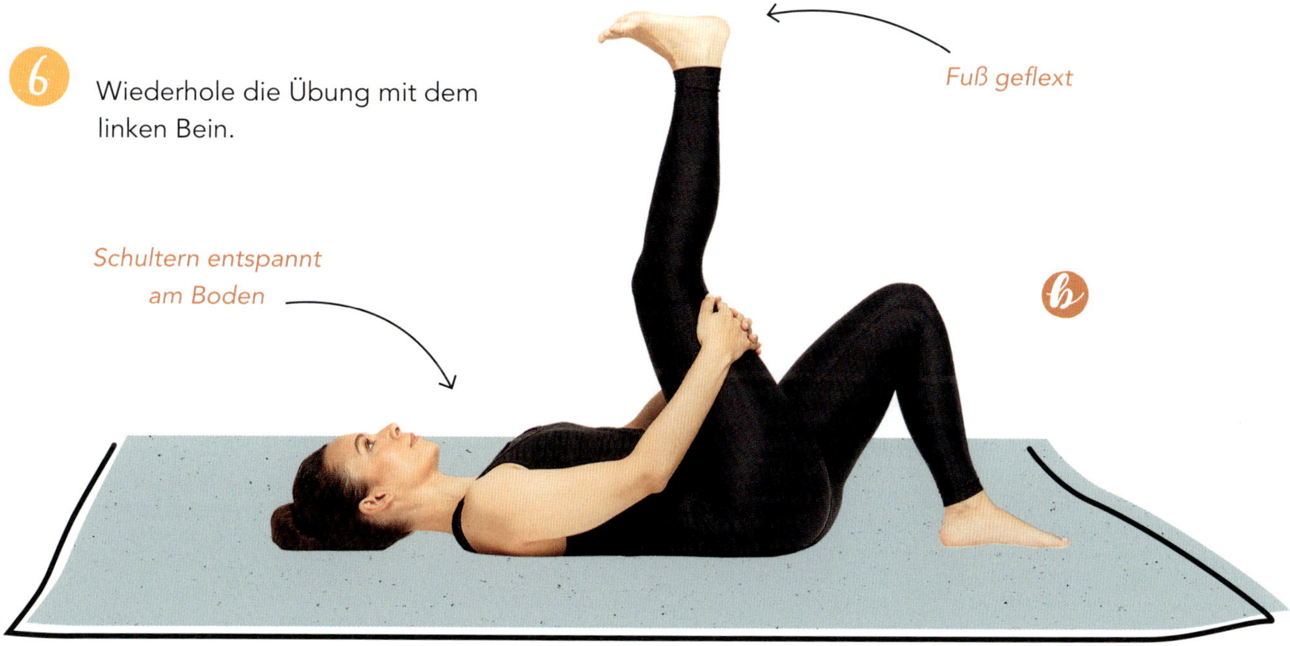

Eventuell den Kopf mit einem Kissen unterlegen.

Fuß geflext

Schultern entspannt am Boden

b

Liegendes Boot

1 Stell beide Beine hüftbreit auf.

2 → Bild a
Platziere die Hände am Hinterkopf.

Abstand zwischen Kinn und Brustbein eine Faustlänge

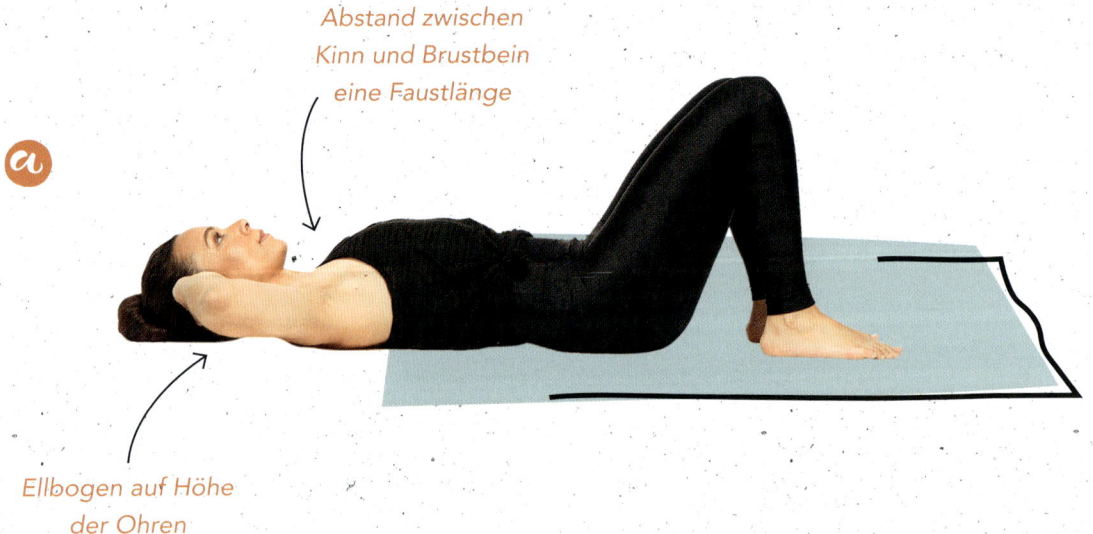

a

Ellbogen auf Höhe der Ohren

Gestalte das Boot dynamisch, indem du den Oberkörper 10- bis 15-mal hebst und senkst.

3 → Bild b
Heb Kopf und Schultern vom
Boden ab.

4 Zieh den Bauchnabel nach innen
zur Wirbelsäule.

5 Halte für ein bis zwei Minuten.

Blick nach vorne

b

*Schultern weg von
den Ohren*

*unterer Rücken am
Boden*

Gebeugter Stocksitz

1 Setz dich aufrecht hin.

2 Platziere deine Hände hinter dem Rücken.

3 Lass die Arme entweder leicht gebeugt oder streck sie.

4 Öffne die Beine leicht und streck sie etwas nach vorne aus.

5 Flexe deine Füße.

6 Halte für eine Minute.

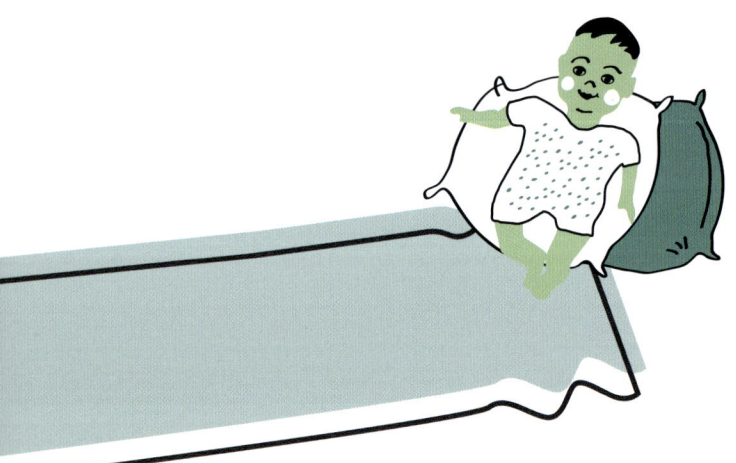

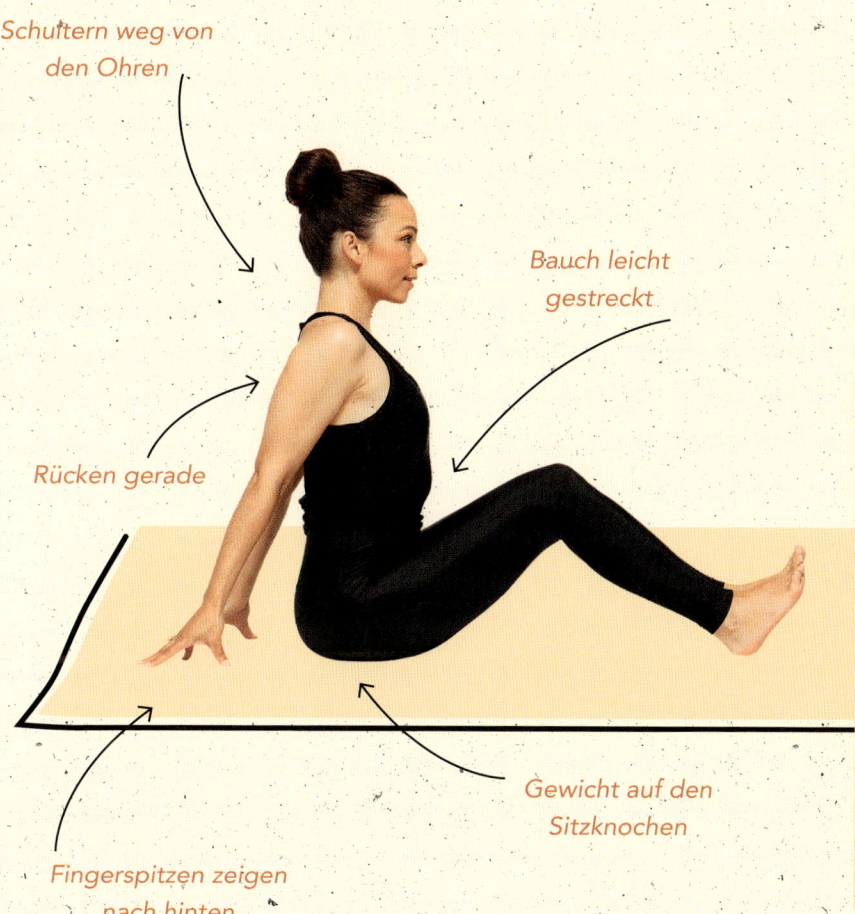

Schultern weg von den Ohren

Bauch leicht gestreckt

Rücken gerade

Fingerspitzen zeigen nach hinten

Gewicht auf den Sitzknochen

Wie langweilig wäre die Welt, wenn wir alle gleich wären!

Wie schön ist es, dass wir so unterschiedliche Körper haben! Und genau das ist der Grund, weshalb man beim Yoga nicht alle in einen Topf werfen kann. Ein Beispiel ist unsere Armlänge. Wir haben alle unterschiedlich lange Arme im Verhältnis zum Oberkörper und so kann es sein, dass bei dieser Haltung die einen ihre Arme beugen müssen, um die Schultern nach unten ziehen zu können, während die anderen sie gestreckt halten können.

Katze/Kuh

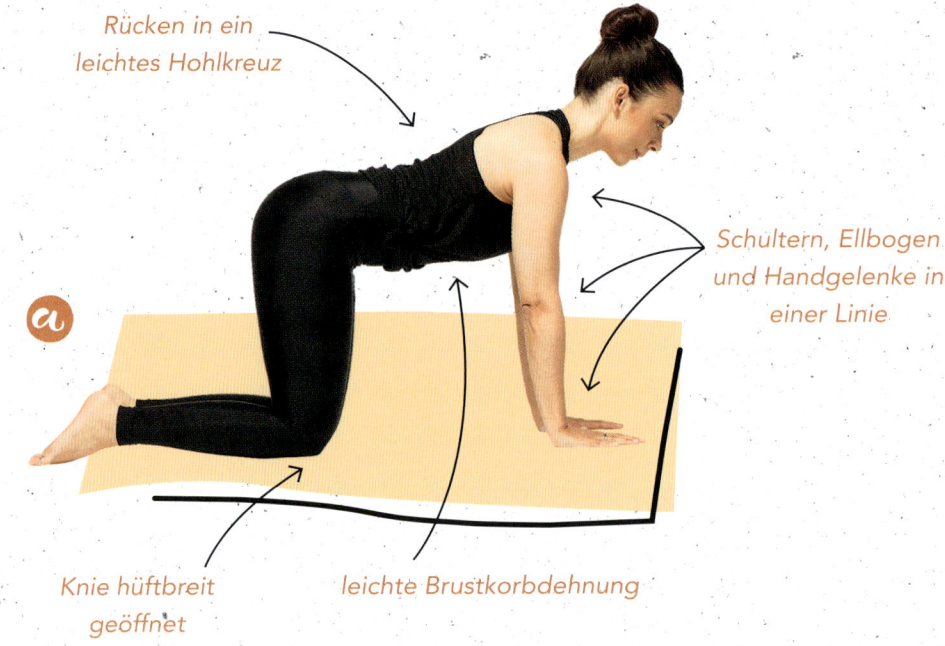

Rücken in ein leichtes Hohlkreuz

Schultern, Ellbogen und Handgelenke in einer Linie

a

Knie hüftbreit geöffnet

leichte Brustkorbdehnung

1 Komm in den Vierfüßlerstand.

2 Platziere die Hände unter den Schultern.

3 Die Knie sind unter den Hüftgelenken.

4 Die Zehen liegen flach am Boden.

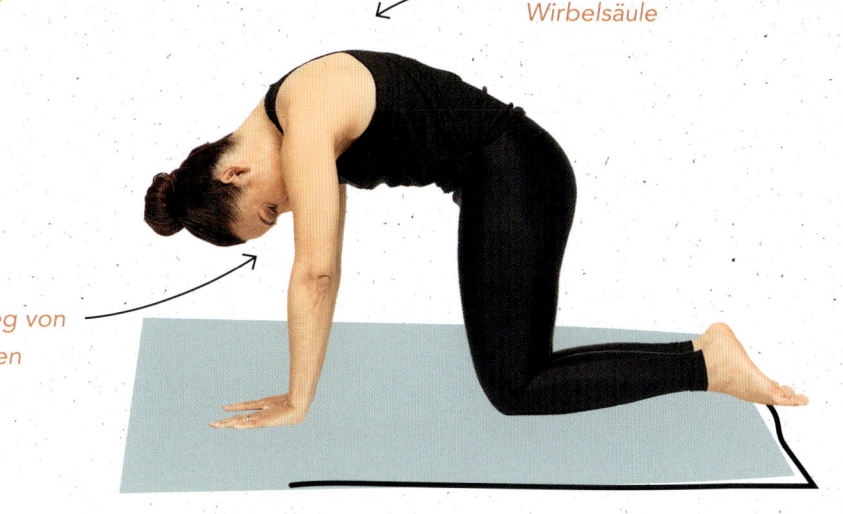

Ein C-Bogen entsteht,
wenn du versuchst, dich von Kopf bis Po so
rund zu machen, dass du einen gleichmäßigen
Bogen bildest.

C-Bogen in der
Wirbelsäule

Schultern weg von
den Ohren

b

5 → Bild a
Der Rücken ist in einem leichten Hohlkreuz.

6 → Bild b
Runde den Rücken, tauche auch den Kopf ein.

7 Wiederhole den Ablauf von Step 5 bis 7 10-mal.

Gestreckter Vierfüßler

1 Bleib im Vierfüßlerstand mit hüftbreit geöffneten Beinen.

2 Der Rücken ist gerade.

3 Stell die Zehen auf.

4 → Bild a
Dein Kopf ist in Verlängerung des Rückens.

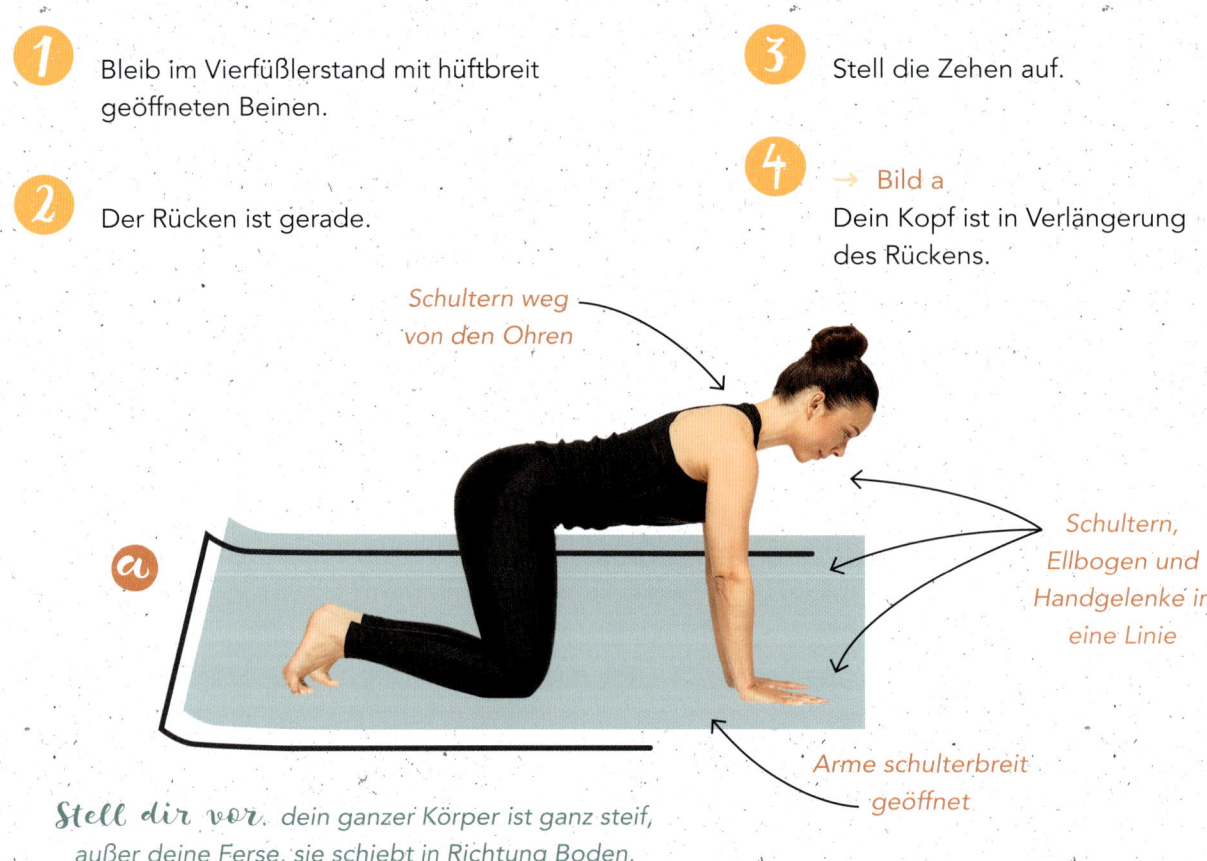

Schultern weg von den Ohren

Schultern, Ellbogen und Handgelenke in eine Linie

Arme schulterbreit geöffnet

a

Stell dir vor, dein ganzer Körper ist ganz steif, außer deine Ferse, sie schiebt in Richtung Boden, um so die Wade besser zu dehnen.

5 Streck das rechte Bein nach hinten aus.

6 → Bild b
Die Zehen bleiben am Boden.

7 Halte für eine Minute.

8 Wiederhole die Übung mit dem linken Bein nach hinten.

Imagination
Stell dir vor, dass du mit deinem Hinterkopf die Decke über dir wegdrückst.

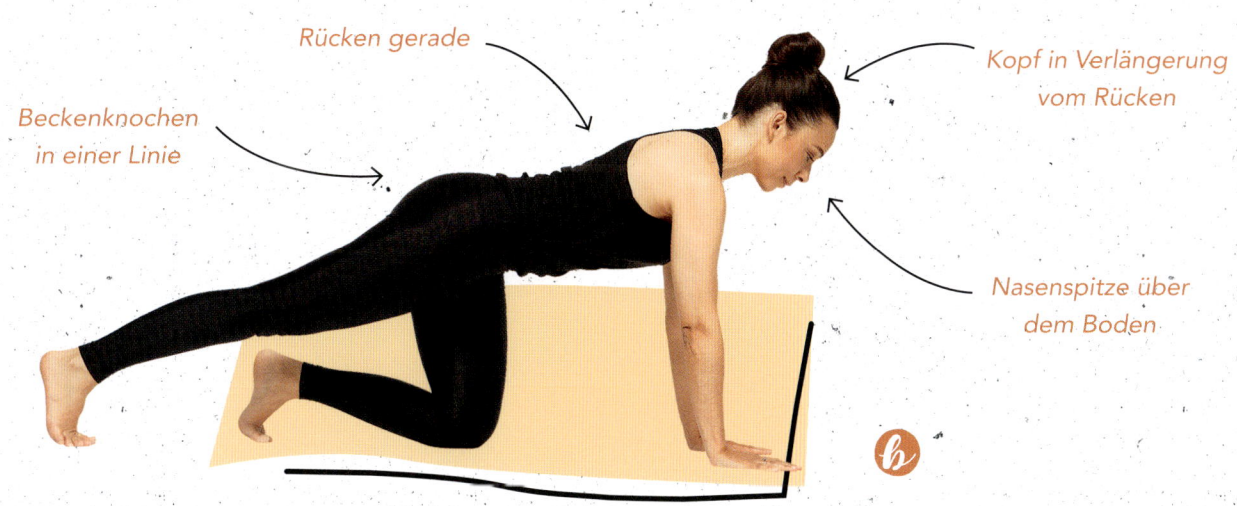

Rücken gerade

Kopf in Verlängerung vom Rücken

Beckenknochen in einer Linie

Nasenspitze über dem Boden

Hängende Vorbeuge

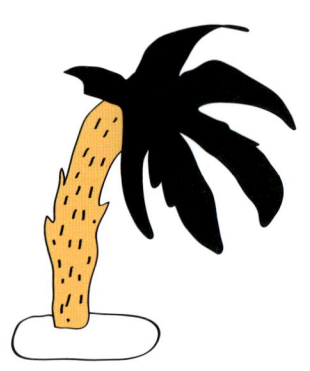

1 Stell dich aufrecht hin.

2 Öffne deine Beine hüft- bis schulter-breit und strecke sie oder beuge sie leicht.

3 Roll den Oberkörper nach unten ab, so weit wie du kannst.

4 Verschränk die Arme. Halte die Position für eine Minute.

5 Roll dich Wirbel für Wirbel nach oben zum Stehen.

Wirbel für Wirbel bedeutet, dass du dich von der Lendenwirbelsäule ausgehend langsam Stück für Stück nach oben aufrollst, bis du gerade stehst.

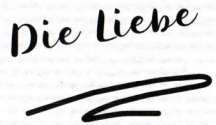

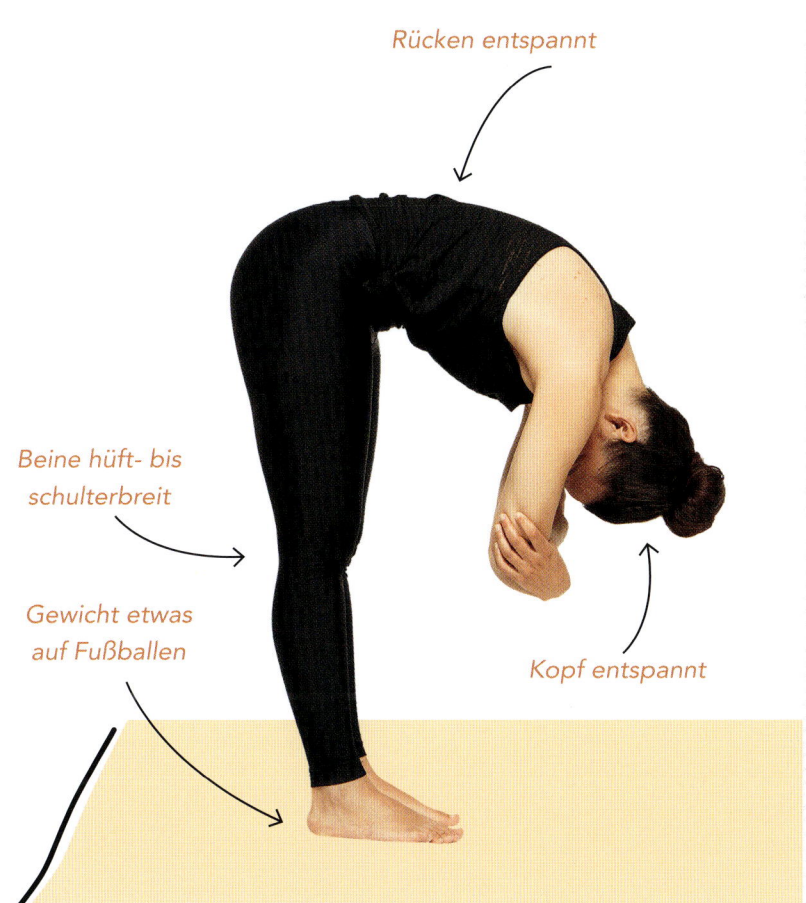

Rücken entspannt

Beine hüft- bis
schulterbreit

Gewicht etwas
auf Fußballen

Kopf entspannt

Die Liebe

An die Liebe zu glauben
und von ihr durch das Leben
getragen zu werden ist das, wo-
nach wir uns alle sehnen. Sie ist
unsere Kraft und unser Antrieb.
Und das hat nichts mit Esoterik
zu tun. Weißt du, warum ich das
hier so betone? Weil ich selbst
eine Kandidatin war, die sich,
sobald das Wort Liebe im
Zusammenhang mit Yoga fiel,
nur dachte: »Boah, so ein Eso-
terikkram!« Die Liebe hat damit
nichts zu tun. Sie ist einfach
alles: die Liebe zu uns selbst, zu
anderen, zu dem, was wir täglich
tun. Je mehr Liebe wir in etwas
hineinstecken, umso größer ist
die, die wir erfahren. Die Liebe
hält uns am Leben, sie lässt
uns atmen.

Stehende Vorbeuge

1 Lass deine Beine hüft- bis schulter-breit geöffnet.

2 Neig den Oberkörper mit geradem Rücken etwas nach vorne.

3 Leg die Hände auf deine Ober-schenkel. Halte für eine Minute.

4 Runde deinen Rücken und roll dich wieder Wirbel für Wirbel nach oben zum Stehen.

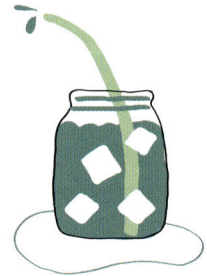

Option: Lass die Beine gebeugt und platziere die Hände unterhalb der Knie.

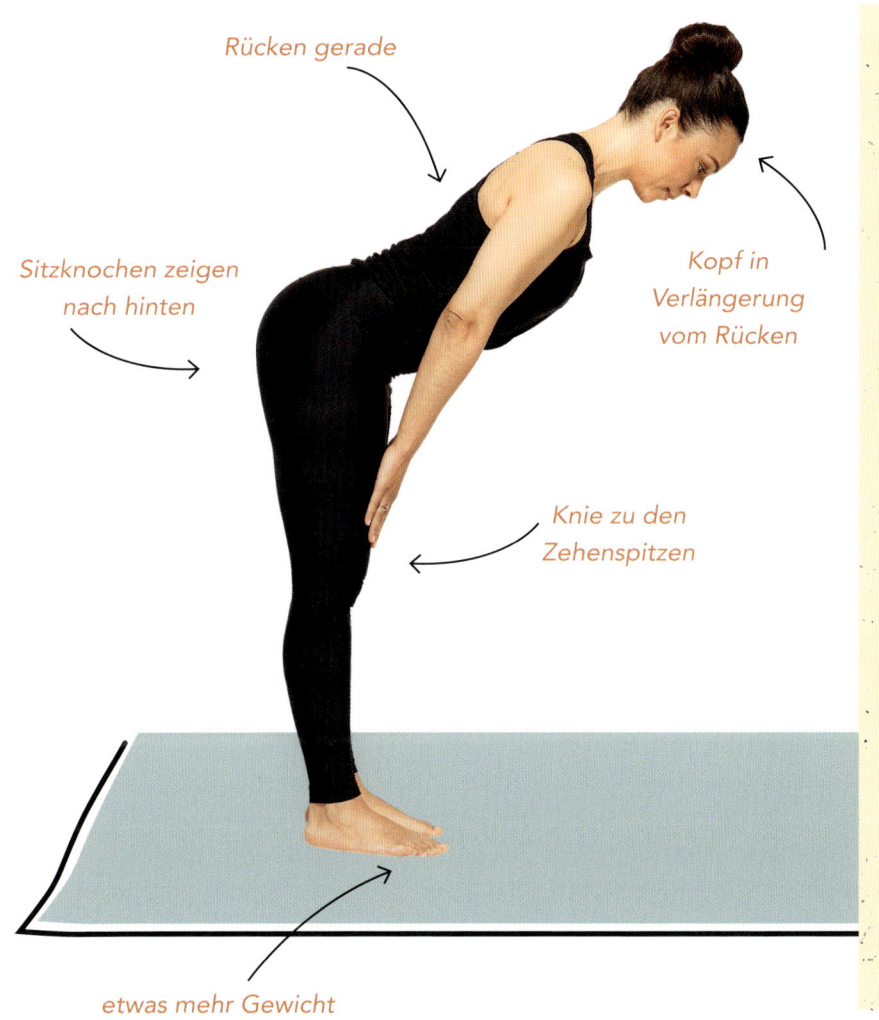

Rücken gerade

Sitzknochen zeigen
nach hinten

Kopf in
Verlängerung
vom Rücken

Knie zu den
Zehenspitzen

etwas mehr Gewicht
auf die Fußballen

Warum höher, schneller, weiter hier fehl am Platz ist

Ausgerechnet bei Vorbeugen neigen viele dazu, ihren Ehrgeiz auszupacken. Schade! Denn Vorbeugen laden uns dazu ein, bei uns zu bleiben, herunterzufahren und mal nicht unsere Grenzen zu überschreiten. Doch irgendwie ist das Erreichen der Zehen ein großes Ziel. Dabei kommt man auch ohne die Zehen zu fassen in den Genuss der Vorteile von Vorbeugen. Falscher Ehrgeiz kann sich auf Dauer negativ auf die Bandscheiben auswirken. Auch verkürzte Beinrückseiten mögen es nicht, wenn man zu schnell voranschreitet, und machen sich dann bemerkbar.

Vorgebeugter Grätschstand

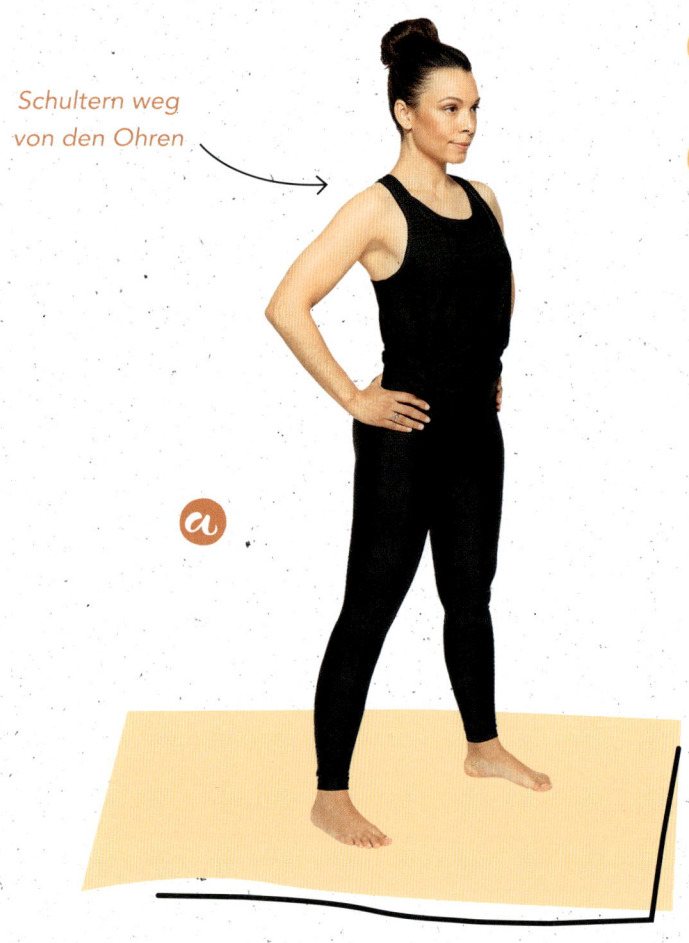

Schultern weg von den Ohren

a

1 Öffne die Beine zu einer Grätsche.

2 → Bild a
Leg die Hände an deinen Becken-knochen an.

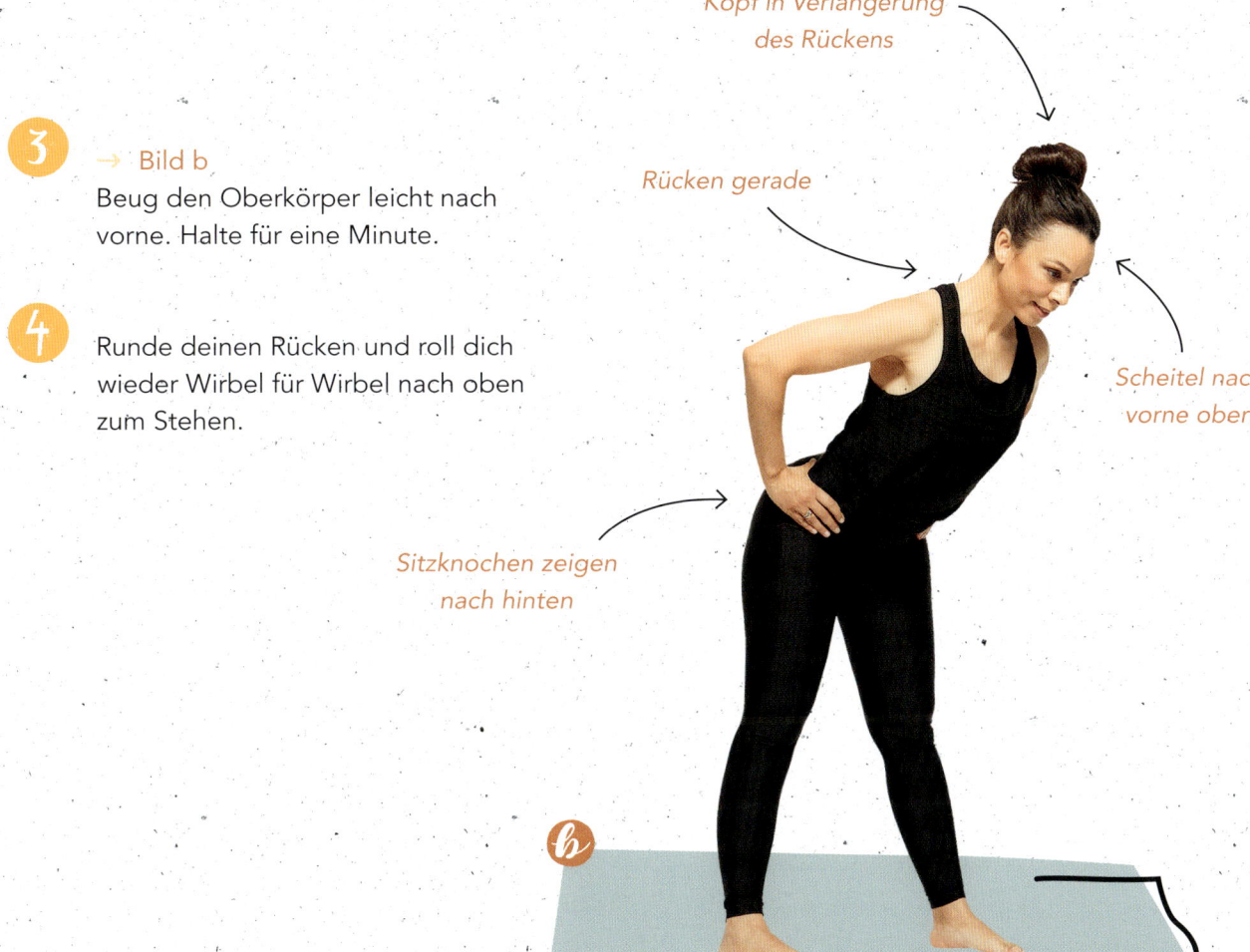

Kopf in Verlängerung
des Rückens

3 → Bild b

Beug den Oberkörper leicht nach
vorne. Halte für eine Minute.

Rücken gerade

4 Runde deinen Rücken und roll dich
wieder Wirbel für Wirbel nach oben
zum Stehen.

Scheitel nach
vorne oben

Sitzknochen zeigen
nach hinten

b

Gestreckter Stocksitz

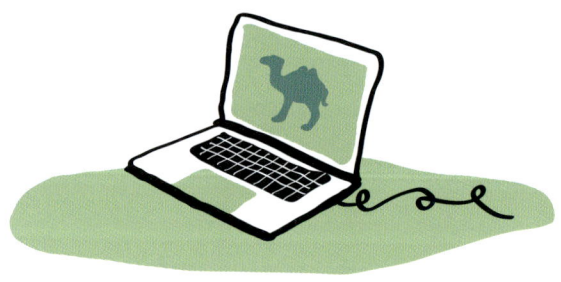

1. Setz dich aufrecht hin.

2. Platziere deine Hände hinter dem Rücken am Boden.

3. Beug oder streck deine Arme.

4. Streck die Beine leicht geöffnet nach vorne aus.

5. Flexe deine Füße. Halte für eine Minute.

Mit gestreckten Beinen und geradem Rücken zu sitzen, kann sich als kleine Herausforderung entpuppen. Benutze hier deine gefaltete Decke, setze dich auf deren vorderen Rand. So kannst du deinen Rücken einfacher aufrichten.

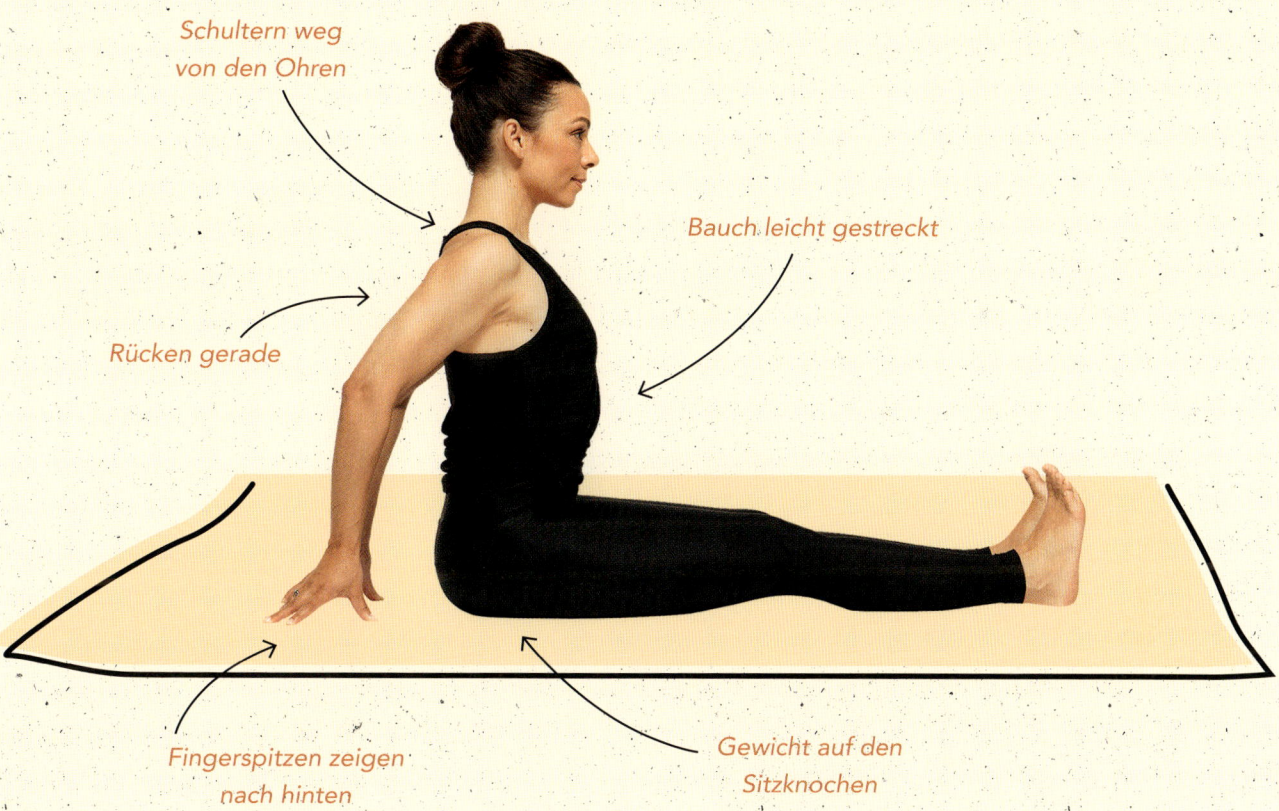

Schultern weg
von den Ohren

Bauch leicht gestreckt

Rücken gerade

Fingerspitzen zeigen
nach hinten

Gewicht auf den
Sitzknochen

Abschlussentspannung

Ausgleichshaltung: Kind

1. Setz dich auf deine Fersen.

2. Öffne die Beine und leg den Oberkörper zwischen deinen Oberschenkeln ab.

3. Leg die Fäuste übereinander und die Stirn auf ihnen ab.

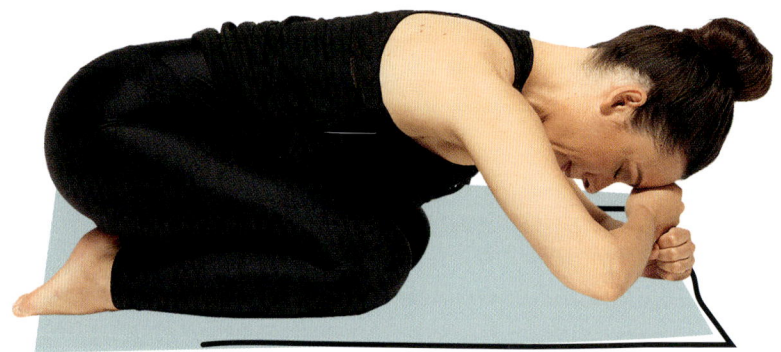

Einfach mal Kind sein … Noch so eine Übung, die ich sehr liebe. Wie du merkst, mag ich all diese, die mich ganz schnell zur Ruhe bringen – ein Hoch auf die »Ruhe-Blitz-Haltungen«. Weil das eben Yoga ist. Kinder sind Yoga pur. Sie machen einfach ihr Ding, lassen sich mit allem Zeit und vertrauen in sich und das Leben. Das würde ich uns Erwachsenen auch öfter wünschen. Finde also auch Ruhe in dieser Position des Kindes, genieße, lass los und vertraue.

Atemübung: Bauchatmung

1. Leg dich auf den Rücken.

2. Stell die Beine auf.

3. Reib die Handflächen aneinander, bis sie warm werden.

4. Leg die warmen Hände auf den Bauch.

5. Lenk die Atmung zu den Händen und in den Bauch.

6. Atme durch die Nase ein und spüre, wie sich der Bauch wölbt. Wie ein Luftballon, der langsam aufgeblasen wird.

7. Atme durch Nase oder Mund aus und nimm wahr, wie der Bauch sich senkt.

8. Wiederhole so lange, wie du magst.

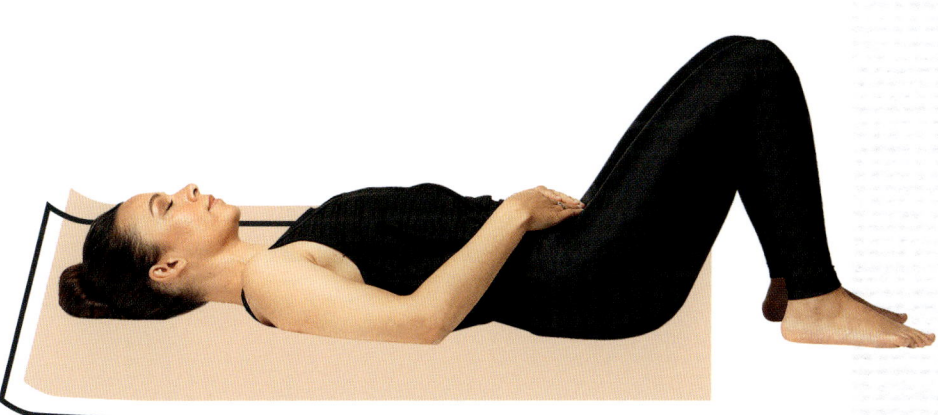

Schöner Gedanke für deine Entspannung

Leg dich in deine Entspannungsposition, schließ die Augen und erinnere dich an den schönsten Moment in deiner Kindheit. Versetz dich in diesen Augenblick zurück und fühle einfach dort hinein. Genieße das Gefühl und die Erinnerung. Genieße vor allem den Zustand der Leichtigkeit und Unbekümmertheit. Stell dir vor, wie jede Zelle deines Körpers dieses Gefühl annimmt.

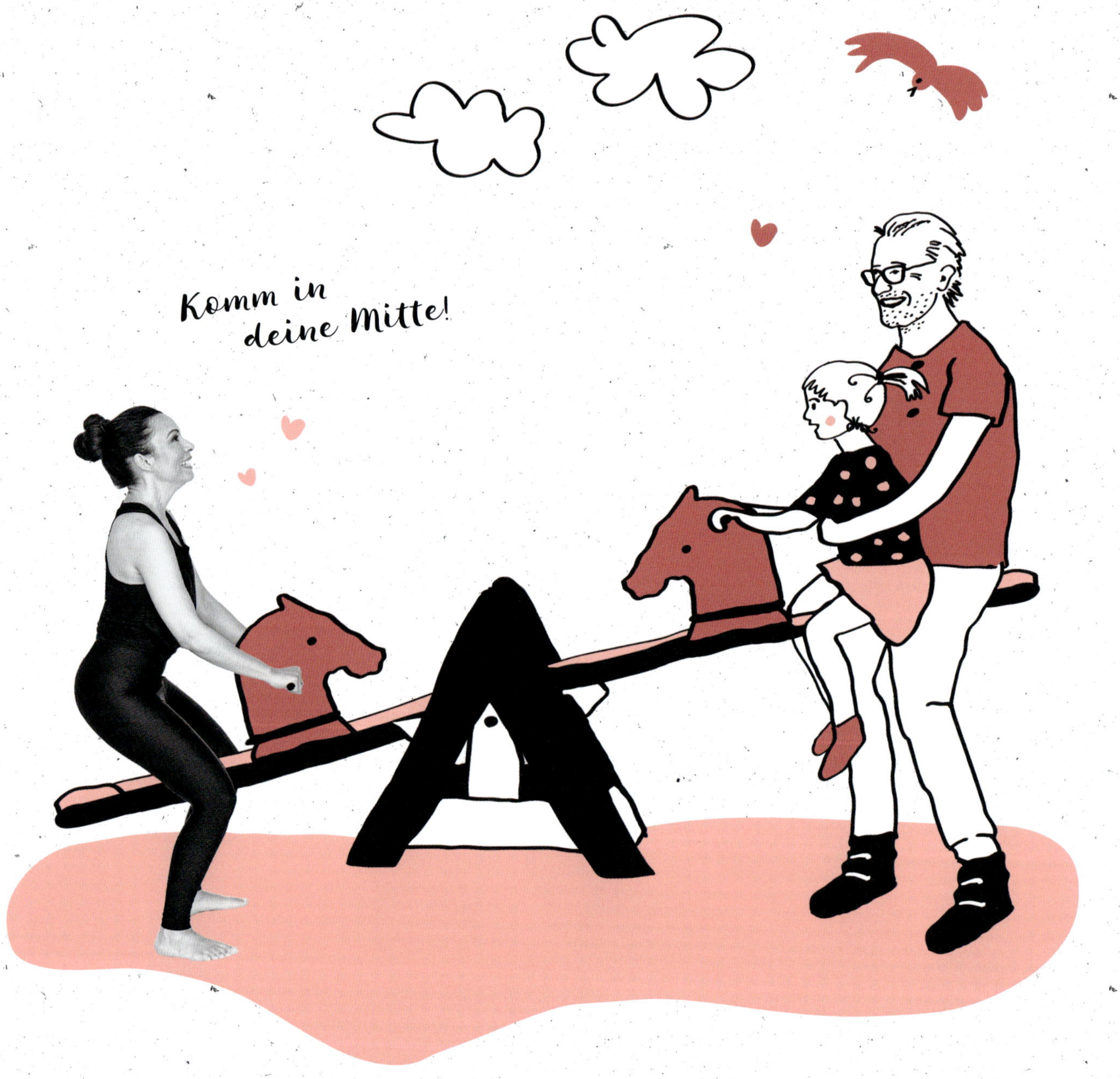

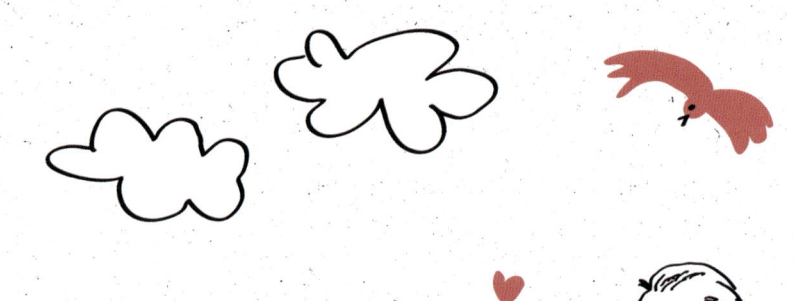

Komm in
deine Mitte!

Programm 5: Balancehaltungen

Wie du mehr in deiner Mitte sein kannst, werden dir deine »Lehrer« und »Lehrerinnen« – die Balancen – zeigen. Sie vermitteln dir beim Üben, wie du deinen Alltag mit mehr Geduld und Gelassenheit und weniger Frustrationsmomenten erleben kannst. Das Ganze gepaart mit einer ordentlichen Portion Selbstvertrauen und dem Wissen, dass du fähig bist, schwierige Situationen gut meistern zu können. Mit einem verbesserten Gleichgewichtssinn, einer besseren Konzentration und Feinkoordination sowie kräftigeren Bein-, Fuß- und Armmuskeln bleibst du im Lot.

Sitzendes Boot

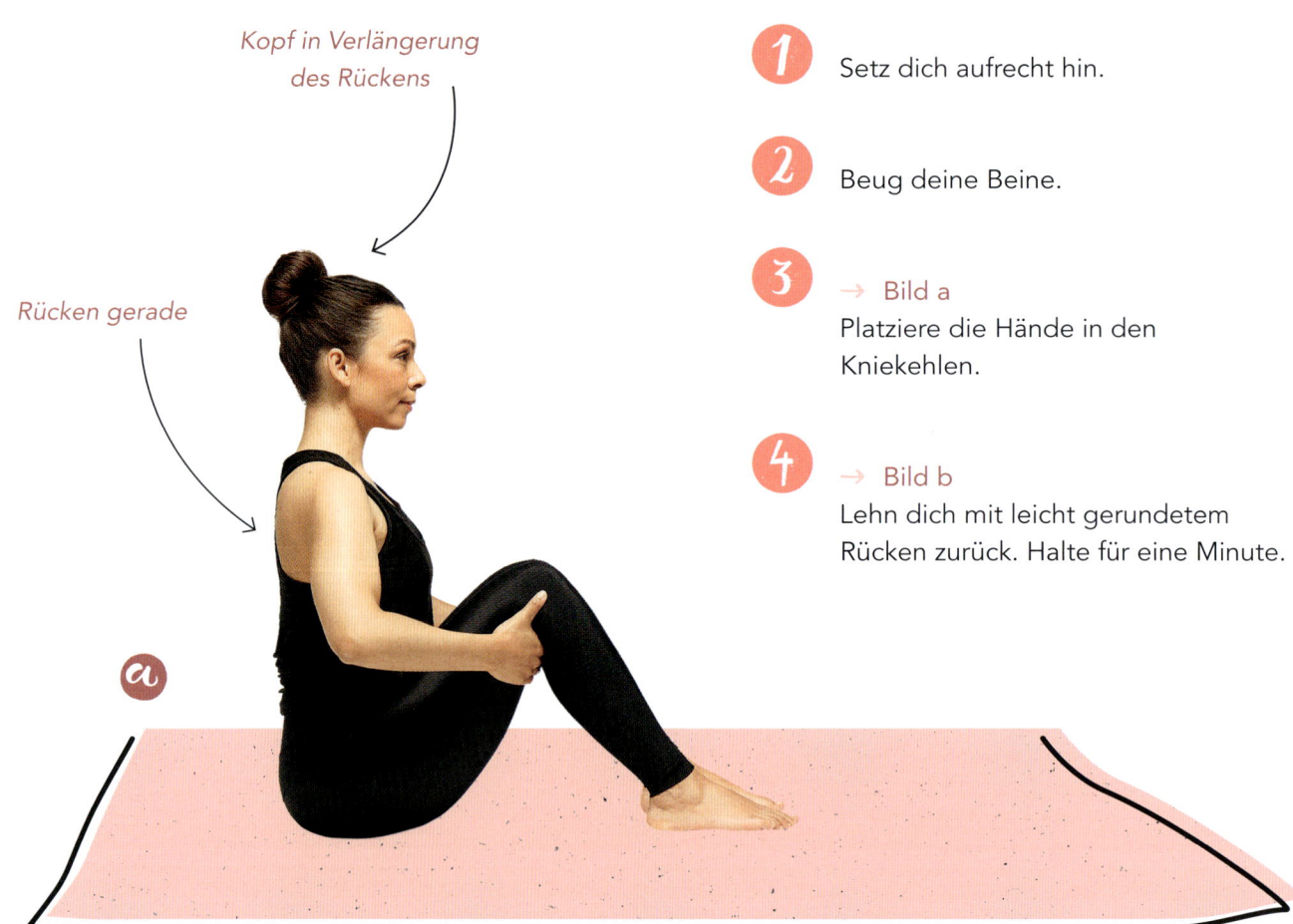

Kopf in Verlängerung
des Rückens

Rücken gerade

1 Setz dich aufrecht hin.

2 Beug deine Beine.

3 → Bild a
Platziere die Hände in den
Kniekehlen.

4 → Bild b
Lehn dich mit leicht gerundetem
Rücken zurück. Halte für eine Minute.

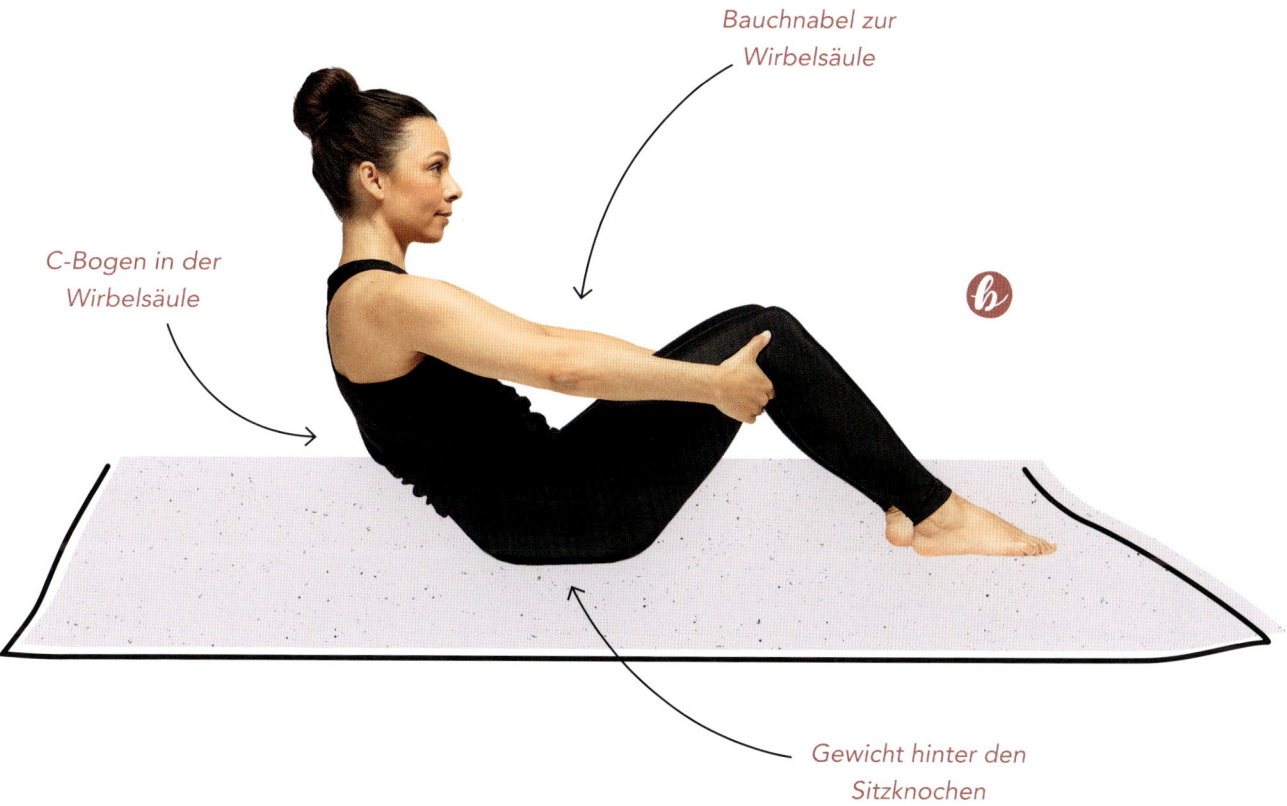

Bauchnabel zur
Wirbelsäule

C-Bogen in der
Wirbelsäule

b

Gewicht hinter den
Sitzknochen

Schwebender Vierfüßler

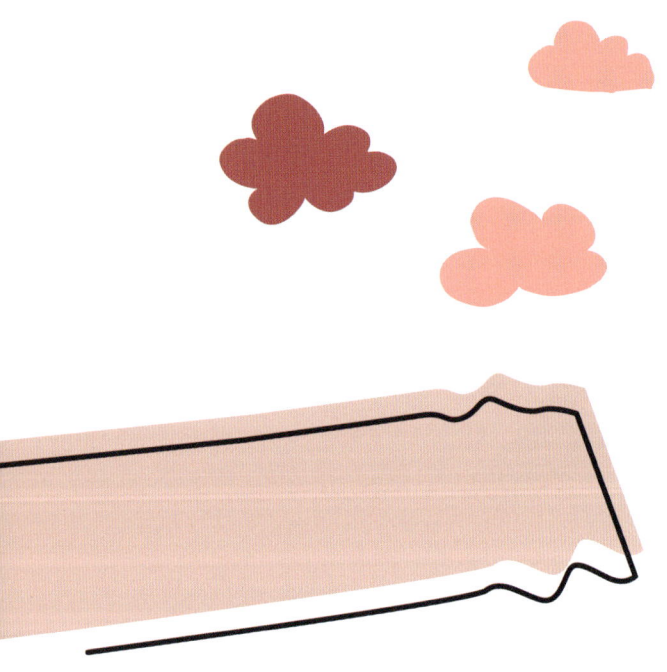

1 Komm in den Vierfüßlerstand, der Rücken ist gerade.

2 Stell die Zehen auf.

3 Platziere die Hände unter den Schultern und die Knie unter den Hüftgelenken.

4 Der Kopf ist in Verlängerung des Rückens, die Schulterblätter gleiten in Richtung Po.

5 Heb die Knie etwas an. Halte für eine Minute.

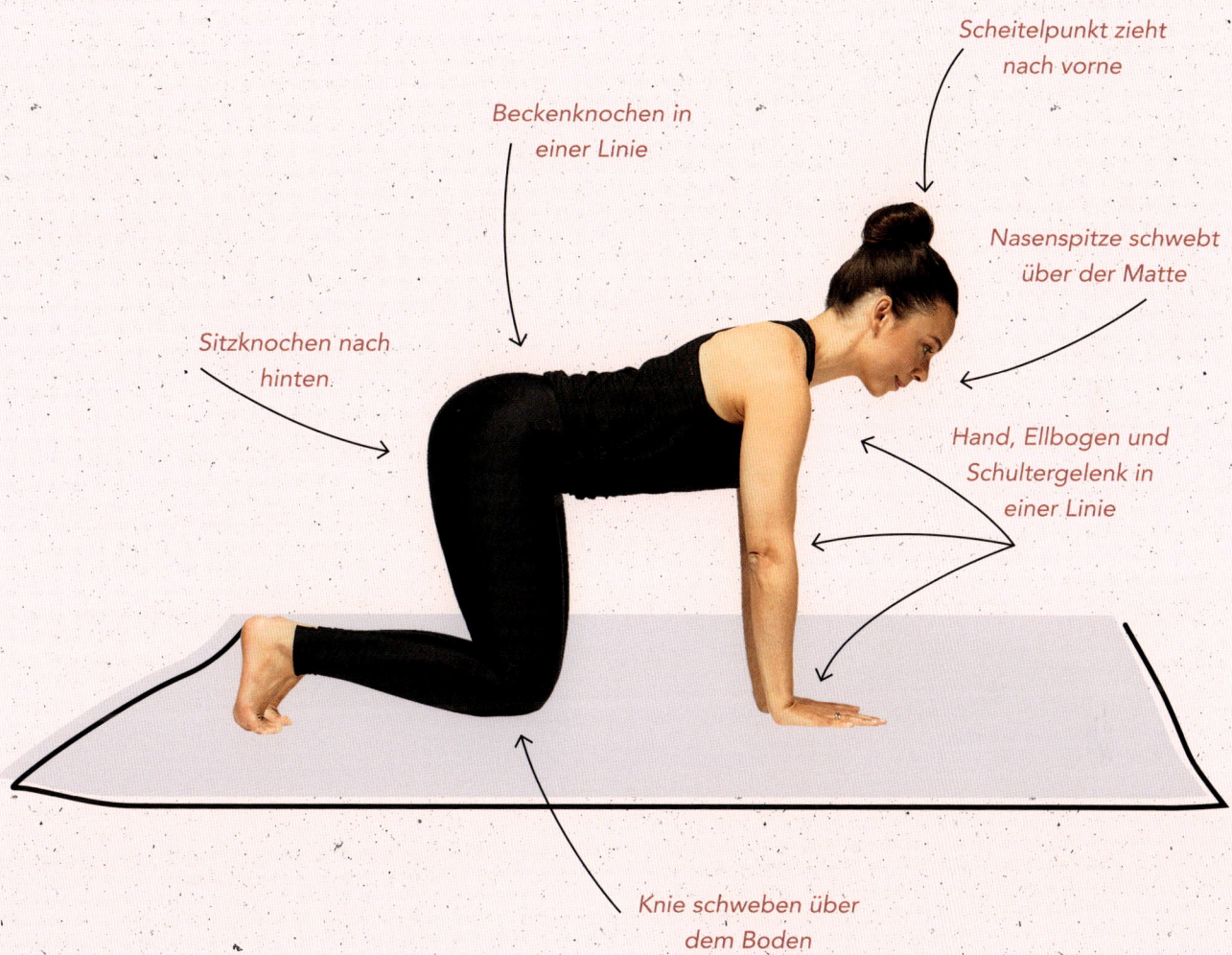

Scheitelpunkt zieht nach vorne

Beckenknochen in einer Linie

Nasenspitze schwebt über der Matte

Sitzknochen nach hinten.

Hand, Ellbogen und Schultergelenk in einer Linie

Knie schweben über dem Boden

121

Balancierter Vierfüßler

1 → Bild a
Bleib im Vierfüßlerstand, der Rücken ist gerade.

2 Heb das rechte Bein gestreckt nach hinten oben auf Hüfthöhe.

Kopf in Verlängerung des Rückens

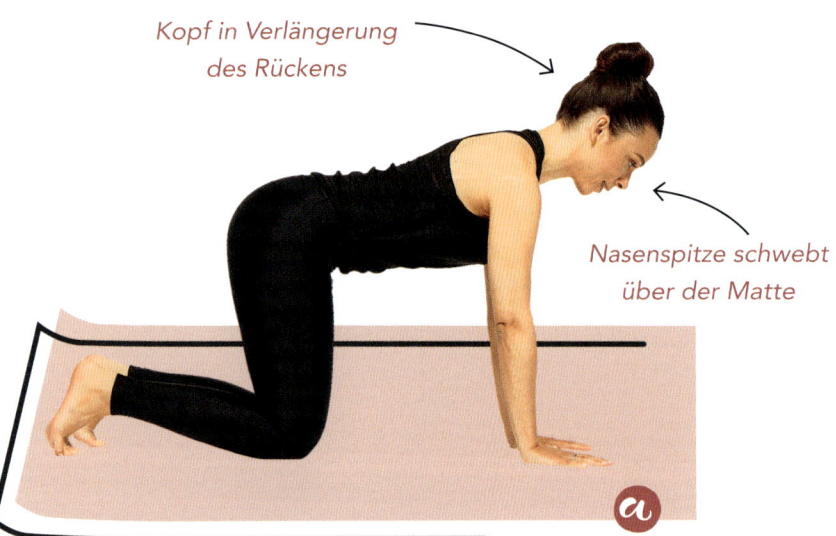

Nasenspitze schwebt über der Matte

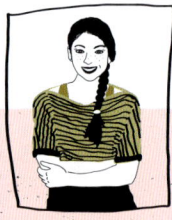

Kurze Erholung für die Handgelenke

Setz dich am Ende der Übung auf deine Fersen und schüttle die Hände, um deinen Handgelenken eine kleine Erholungspause zu gönnen. Aber du darfst sie beim Üben schon spüren. Das ist nichts Schlimmes. Meistens, wenn es an die Stützübungen geht, rührt sich ein Stöhnen im Raum. Einfach aus dem Grund, weil die Handgelenke bei einem Arbeitsalltag am PC zu wenig belastet werden, dies aber dringend benötigen, um gelenkig zu bleiben.

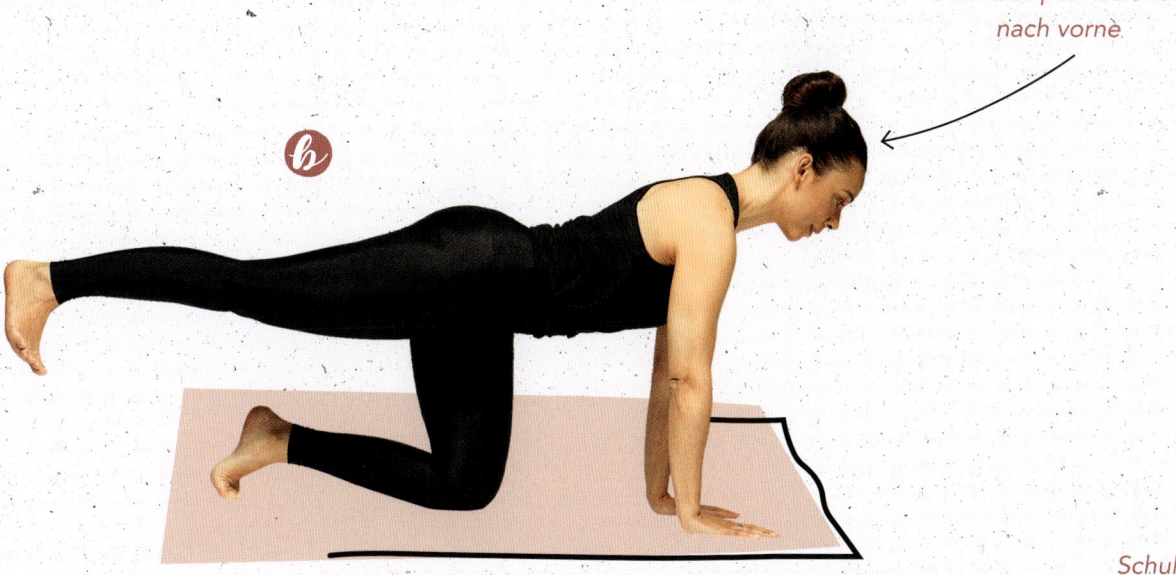

Scheitelpunkt zieht nach vorne

b

c

Beckenknochen in einer Linie

Schultern in einer Linie

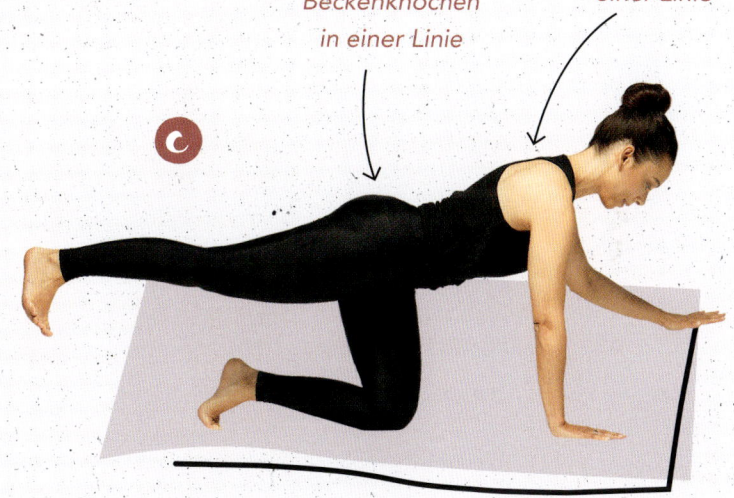

3 → Bild b
Flex deinen Fuß.

4 → Bild c
Heb die linke Hand leicht hoch.
Halte für eine Minute.

5 Wiederhole die Übung mit dem
linken Bein und dem rechten Arm.

Tiefer Vierfüßlerstand

1 Komm in den Vierfüßlerstand.

2 Stell die Zehen auf oder leg sie flach ab.

3 → Bild a
Dreh Arme und Hände leicht nach innen.

4 Beug die Arme.

Kopf in Verlängerung des Rückens

Rücken gerade

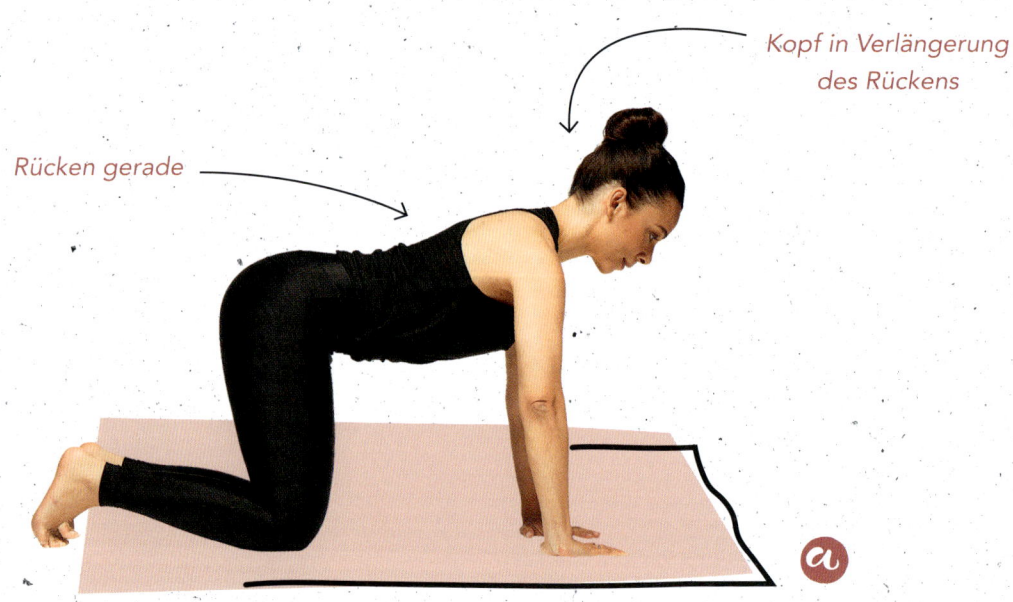

5

→ Bild b

Senke den Brustkorb bis knapp über
dem Boden ab. Halte für eine Minute.

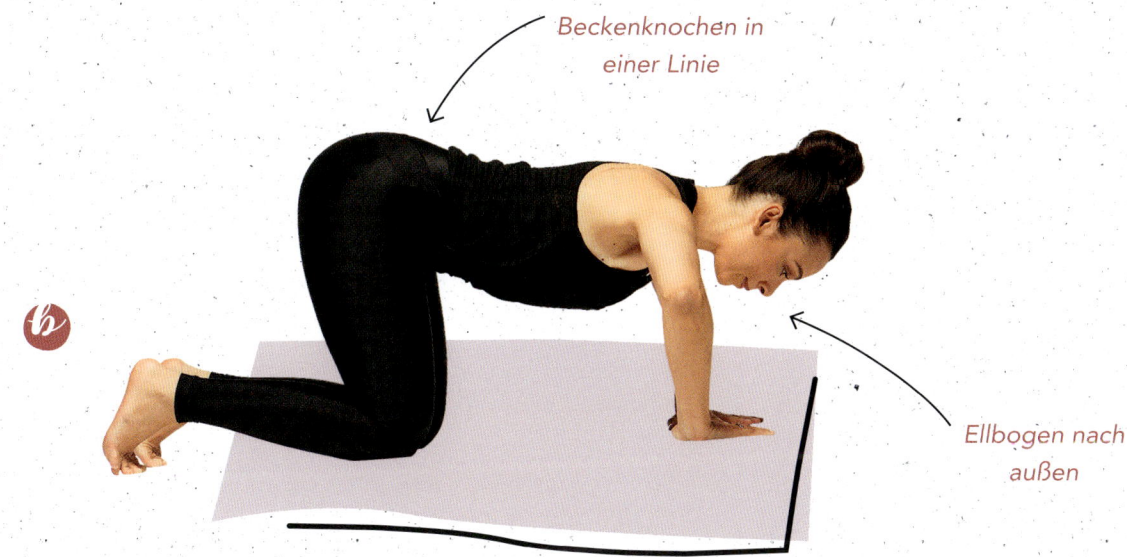

Beckenknochen in
einer Linie

b

Ellbogen nach
außen

Anstatt die Position nur zu halten, kannst du gerne *deine*
Arme im Wechsel beugen und strecken.

Zehenspitzenstand

1 Komm nach oben zum Stehen.

2 Stell dich hüftbreit hin, der Rücken ist gerade.

3 Heb die Arme und Fersen gleichzeitig hoch.

4 Die Arme sind schulterbreit geöffnet, die Handflächen zeigen nach innen. Das Gewicht liegt gleichmäßig auf den Zehen verteilt. Halte eine Minute.

5 Senke Arme und Fersen wieder ab.

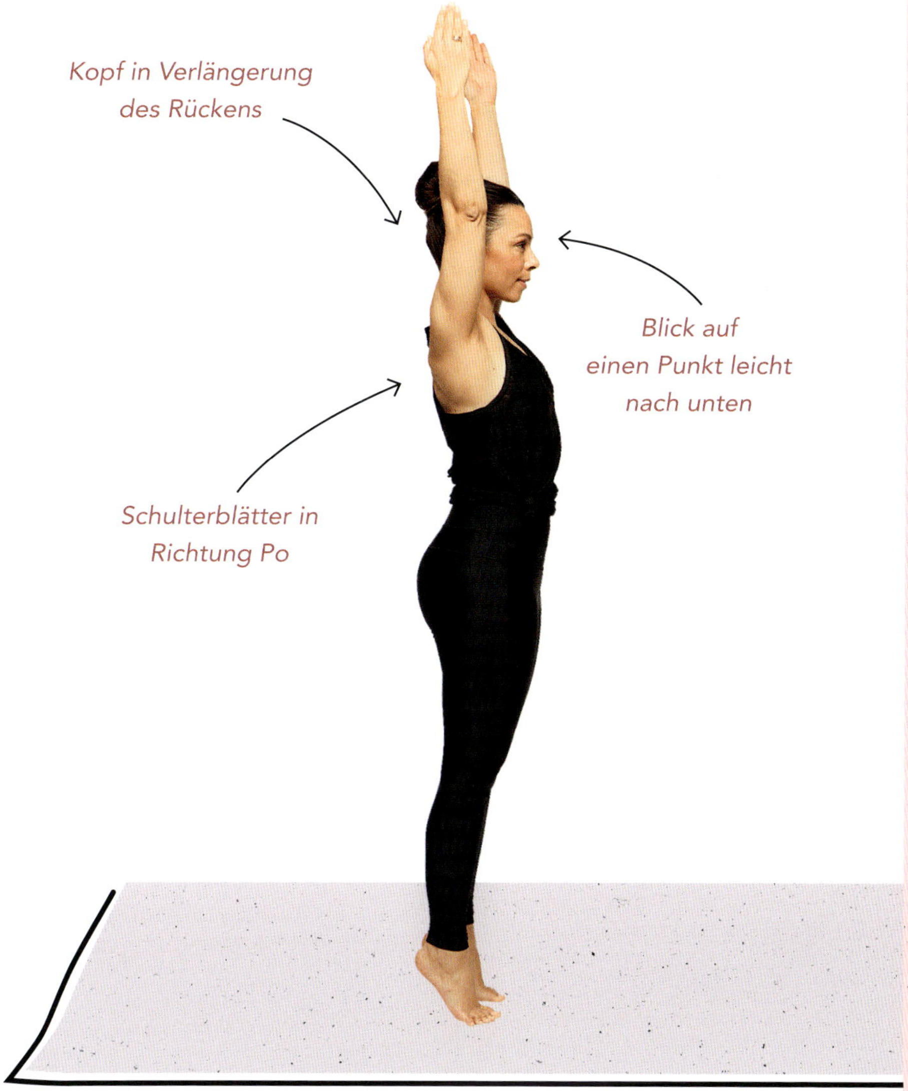

Kopf in Verlängerung
des Rückens

Blick auf
einen Punkt leicht
nach unten

Schulterblätter in
Richtung Po

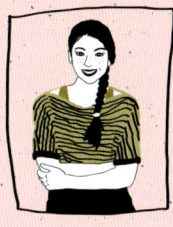

Spielen statt sich frustrieren lassen

Wie oft beobachte ich unzu-frledene Gesichter im Studio, wenn wir Gleichgewichtshal-tungen üben. Plötzlich gehen die Teilnehmerinnen in einen inneren Kampf mit sich und werden sauer. Dabei ist Humor bei diesen Haltungen nicht nur eine Wohltat, sondern auch viel effektiver. Denn mit dem Un-gleichgewicht, das du vielleicht als frustrierendes Herumwackeln empfindest, werden deine fein-koordinativen Muskeln sogar noch mehr trainiert. Außerdem sind Balancen immer von der Tagesverfassung abhängig, ganz egal, wie geübt du schon bist. Wenn du gestresst und genervt bist und mit den Gedanken bei Sachen, die dich ärgern, wirst du eher wie ein Schiff im Sturm stehen. Und soll ich dir mal was sagen? Es ist wirklich völlig egal, ob du wackelst oder nicht.

Palme

1 Stell dich hüftbreit hin und verlagere dein Gewicht auf den linken Fuß, der Rücken ist gerade.

2 Heb das rechte Knie auf Hüfthöhe nach oben und flexe den Fuß.

3 Heb die Arme auf Schulterhöhe und öffne sie schulterbreit. Halte eine Minute.

4 Wiederhole die Übung mit dem linken Bein oben.

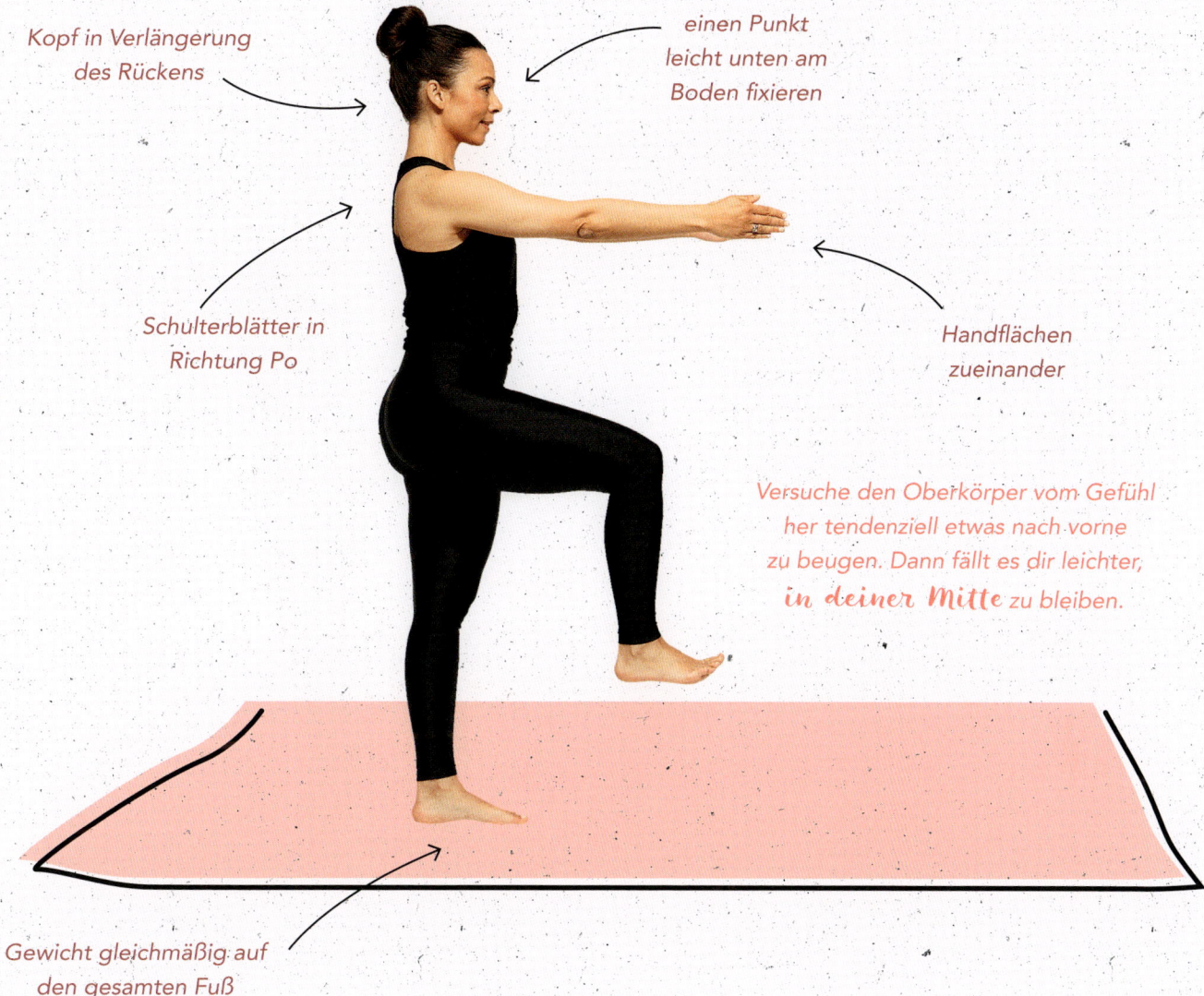

Kopf in Verlängerung
des Rückens

einen Punkt
leicht unten am
Boden fixieren

Schulterblätter in
Richtung Po

Handflächen
zueinander

Versuche den Oberkörper vom Gefühl
her tendenziell etwas nach vorne
zu beugen. Dann fällt es dir leichter,
in deiner Mitte zu bleiben.

Gewicht gleichmäßig auf
den gesamten Fuß

Standwaage

1 → Bild a
Stell dich in einen hüftbreiten Stand, stütz die Hände in die Hüften.

2 Heb das rechte Bein nach hinten oben, streck deinen rechten Fuß.

3 Verlagere das Gewicht des Oberkörpers leicht nach vorne.

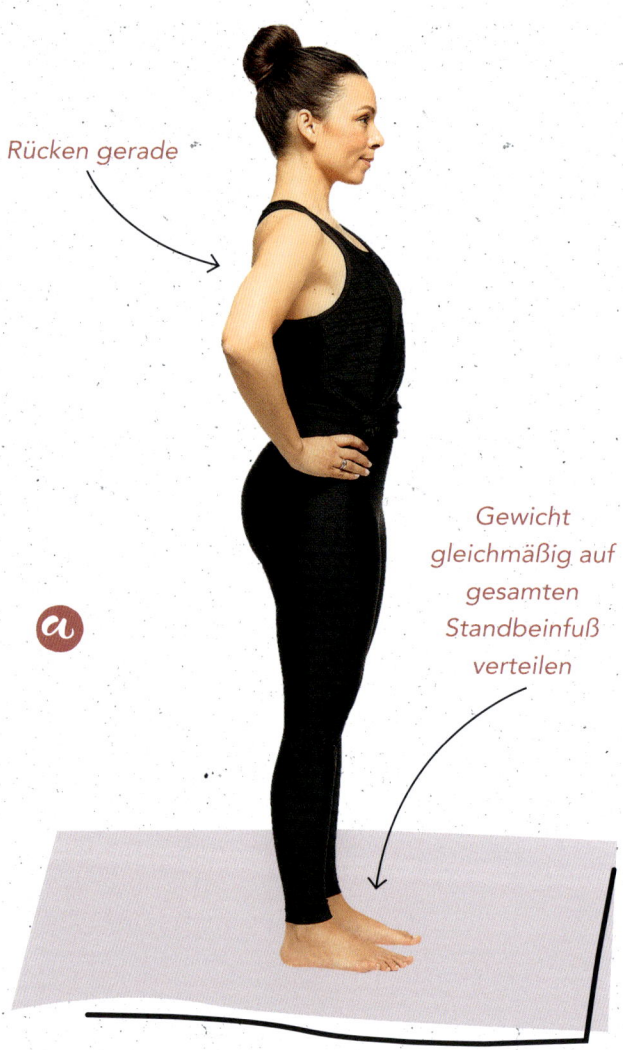

Rücken gerade

a

Gewicht gleichmäßig auf gesamten Standbeinfuß verteilen

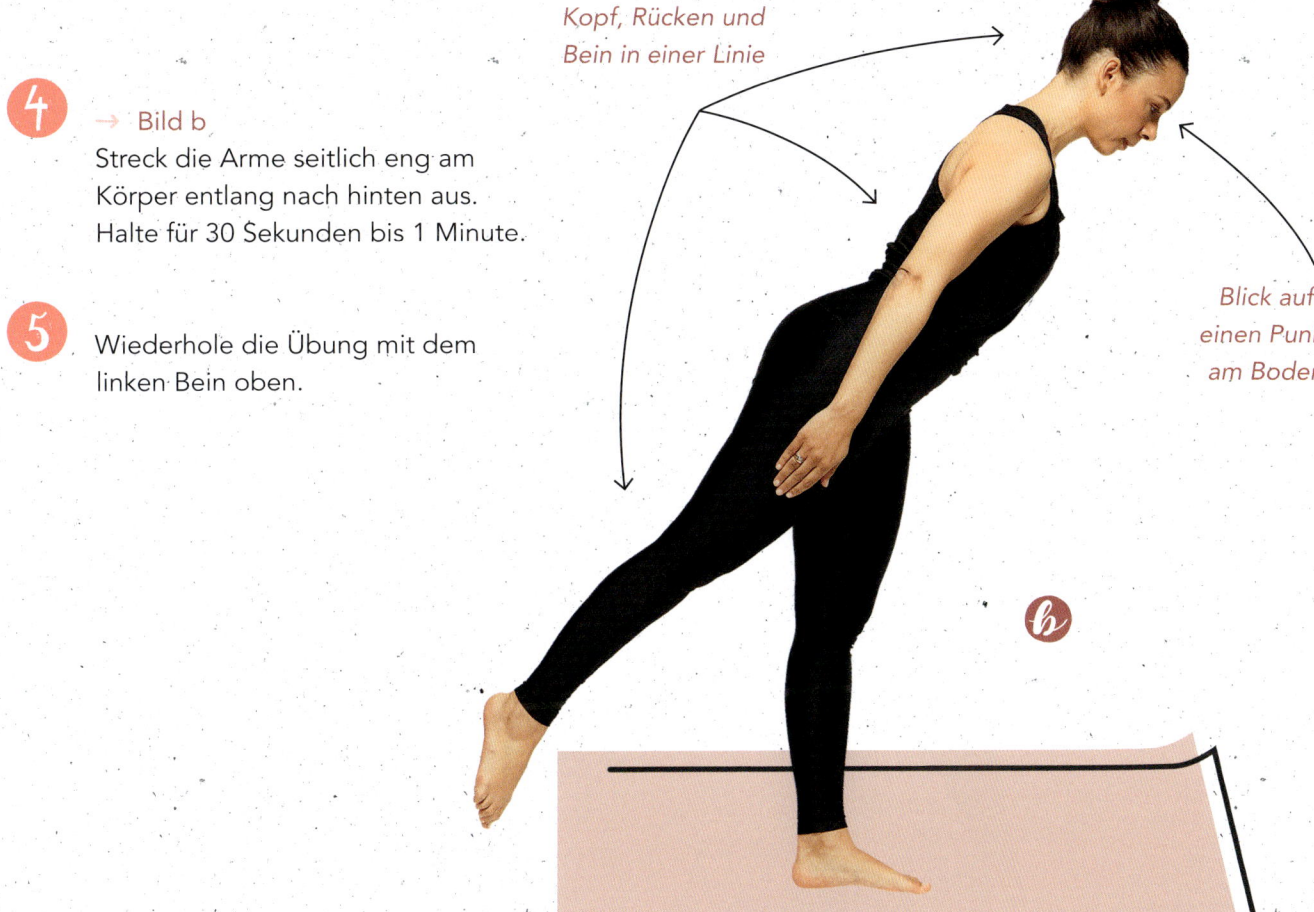

*Kopf, Rücken und
Bein in einer Linie*

*Blick auf
einen Punkt
am Boden*

4 → Bild b
Streck die Arme seitlich eng am
Körper entlang nach hinten aus.
Halte für 30 Sekunden bis 1 Minute.

5 Wiederhole die Übung mit dem
linken Bein oben.

b

Imaginärer Stuhl

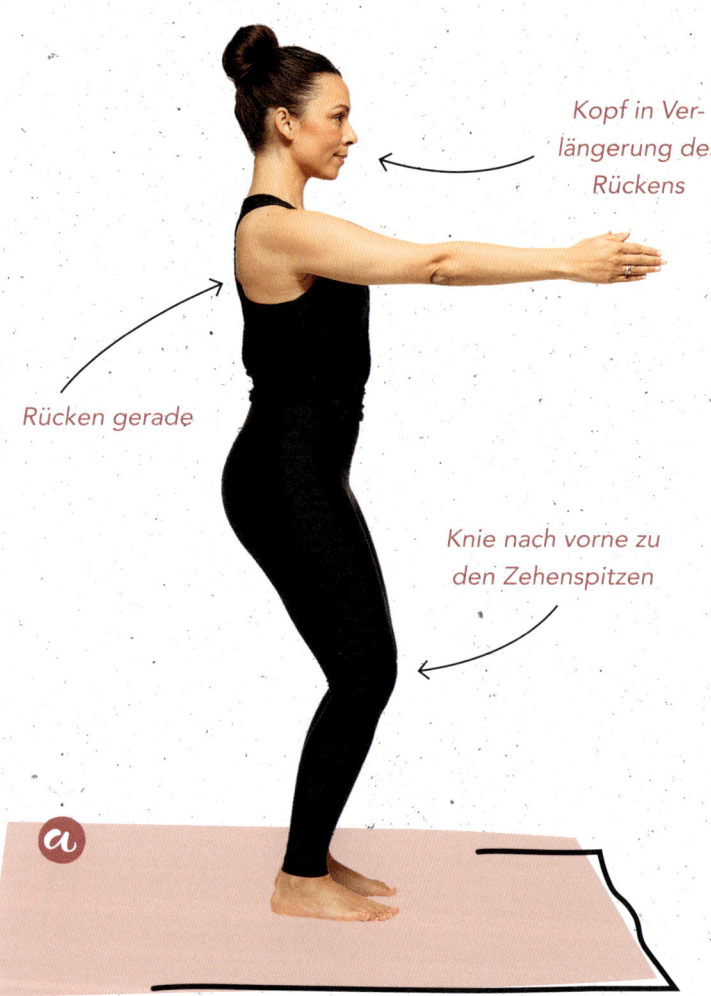

Kopf in Verlängerung des Rückens

Rücken gerade

Knie nach vorne zu den Zehenspitzen

1 Öffne die Beine hüftbreit.

2 Beug die Beine.

3 → Bild a
Heb die Arme auf Schulterhöhe nach oben, Handflächen zueinander.

a

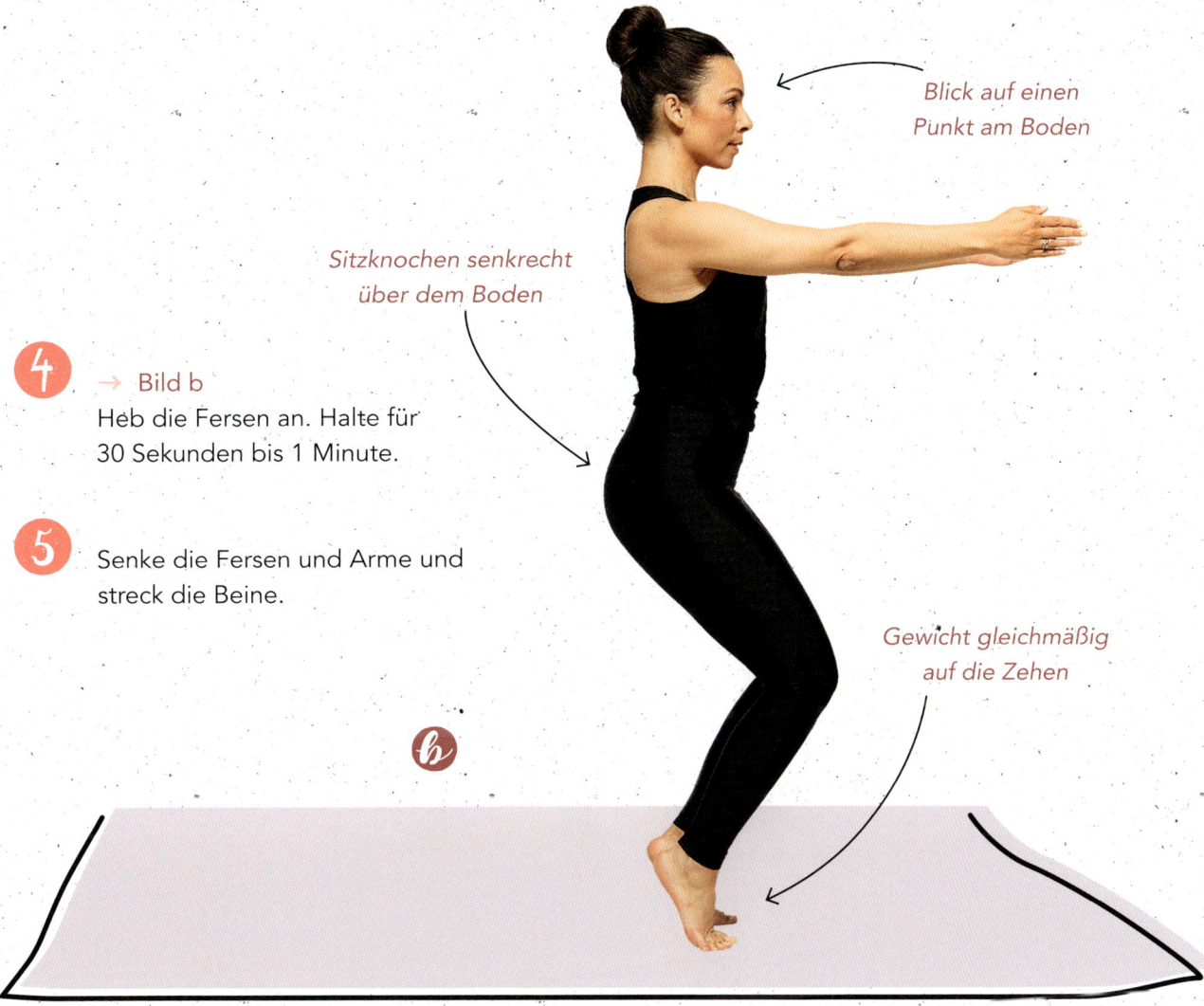

Blick auf einen
Punkt am Boden

Sitzknochen senkrecht
über dem Boden

4 → Bild b
Heb die Fersen an. Halte für
30 Sekunden bis 1 Minute.

5 Senke die Fersen und Arme und
streck die Beine.

b

Gewicht gleichmäßig
auf die Zehen

Baum

1 Steh aufrecht mit hüftbreit geöffneten Beinen, die Arme am Körper nach unten ausgestreckt.

2 → Bild à
Heb die linke Ferse hoch.

3 Dreh das linke Bein nach außen.

4 Leg die linke Ferse knapp oberhalb vom rechten Knöchel an.

5 Dein linkes Knie zeigt nach außen.

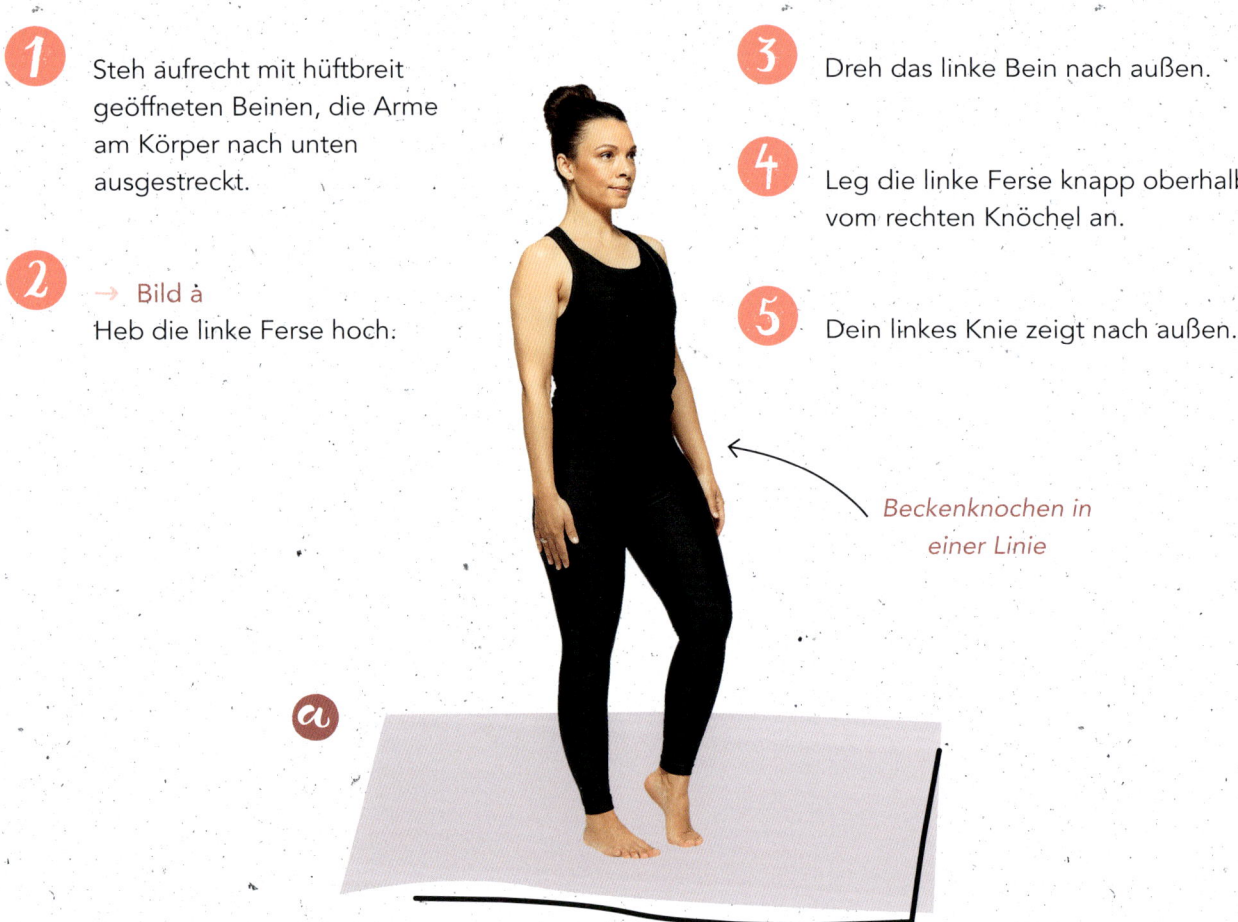

Beckenknochen in einer Linie

a

6

→ Bild b

Dreh die Arme nach außen oder streck sie nach oben aus. Halte für eine Minute.

7

Wiederhole die Übung mit dem rechten Bein ausgedreht.

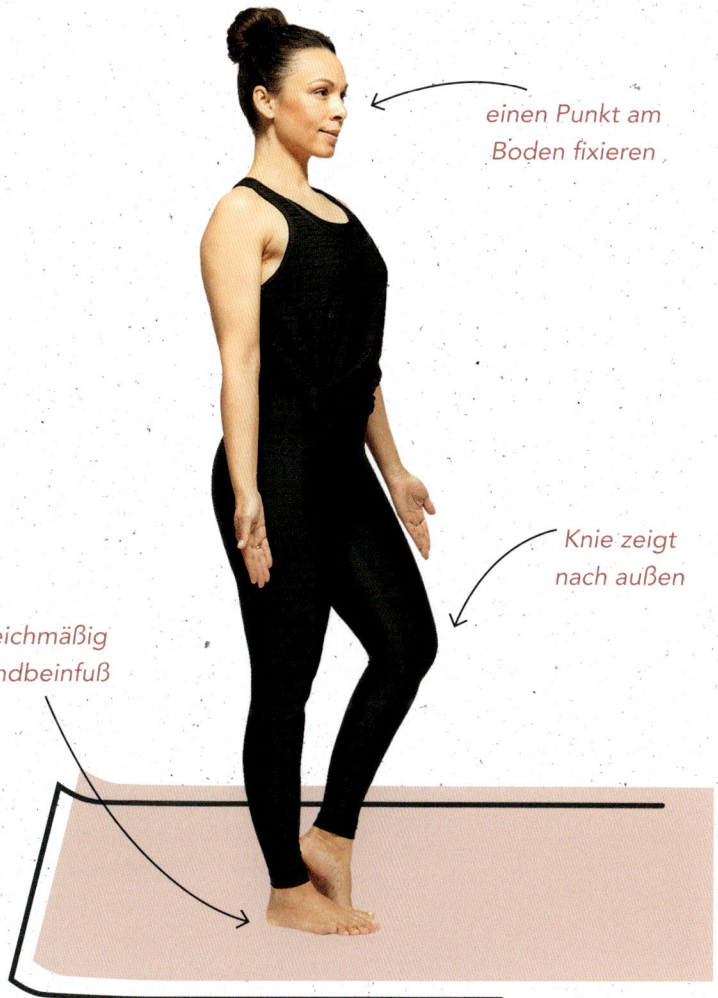

einen Punkt am Boden fixieren

Knie zeigt nach außen

Gewicht gleichmäßig auf den Standbeinfuß

Schwebendes Boot

1 Setz dich aufrecht hin.

2 Beug deine Beine.

3 → Bild a
Leg die Hände in die Kniekehlen.

4 Lehn dich mit leicht gerundetem Rücken zurück.

Blick nach vorne

Gewicht auf den Sitzknochen

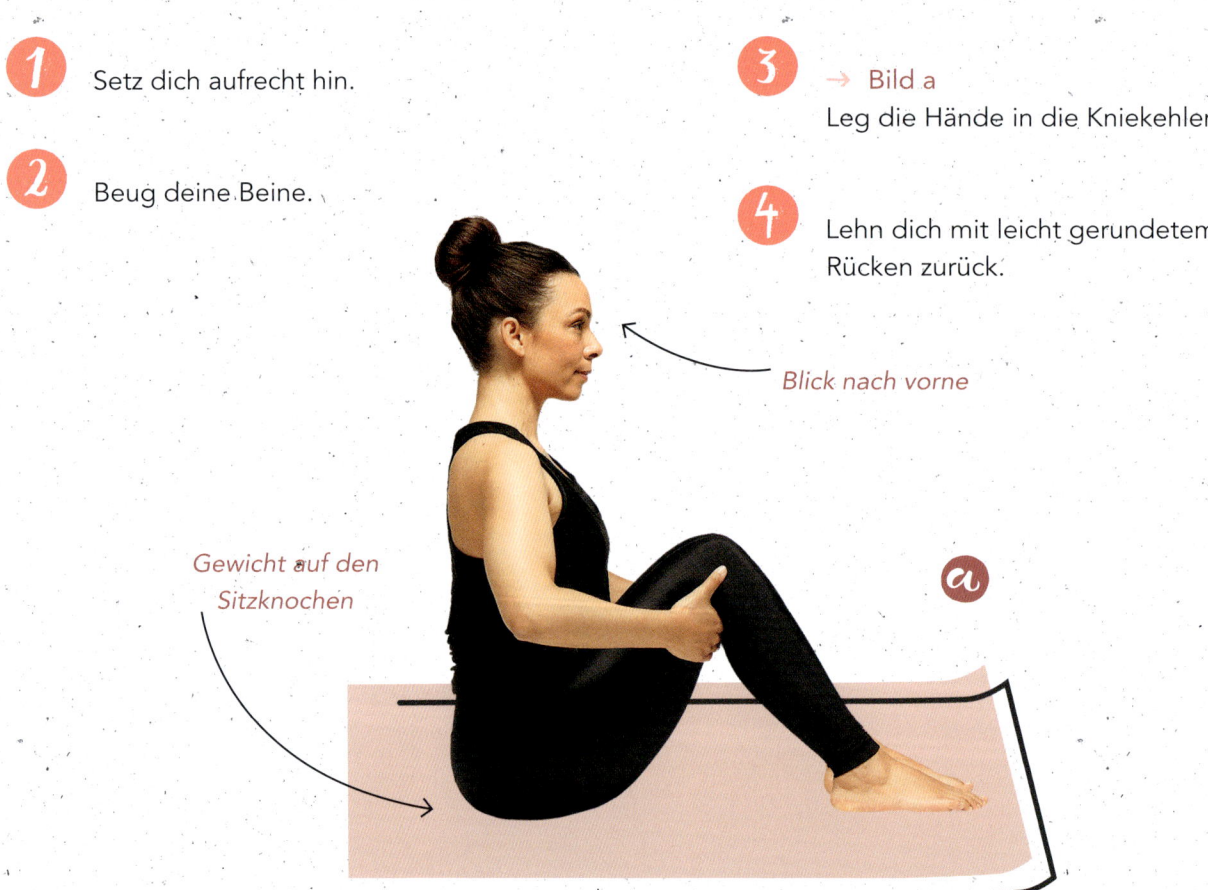

a

5 Heb den rechten Fuß vom Boden.

6 → Bild b
Streck die Arme nach vorne auf Schulterhöhe aus. Halte für 30 Sekunden bis 1 Minute. Die Handflächen zeigen nach innen.

7 Wiederhole mit dem linken Fuß oben.

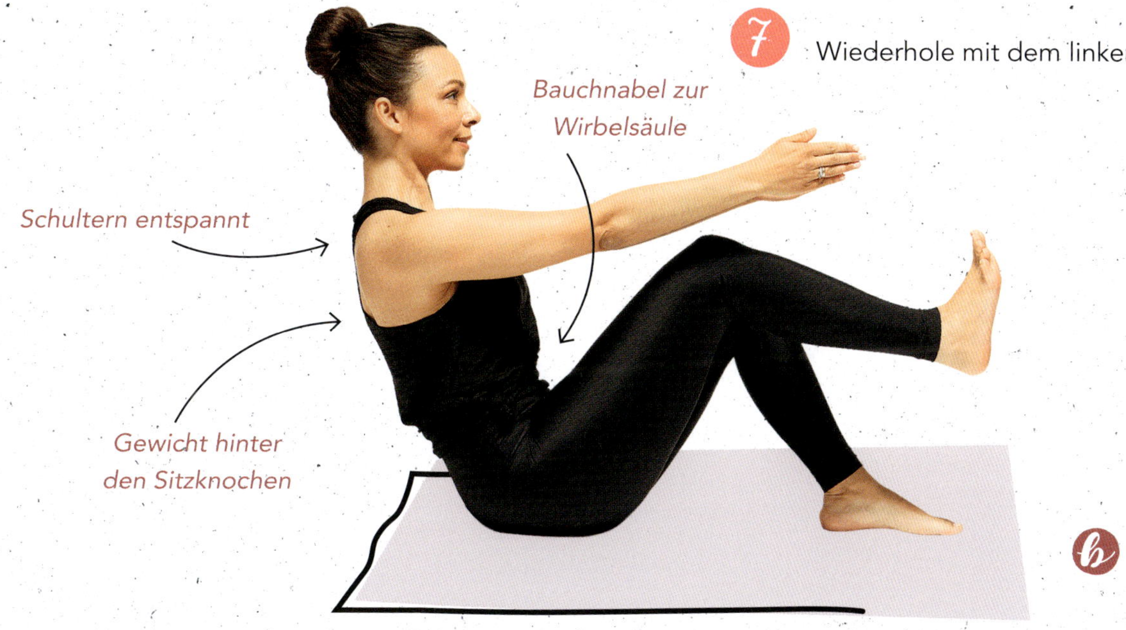

Bauchnabel zur Wirbelsäule

Schultern entspannt

Gewicht hinter den Sitzknochen

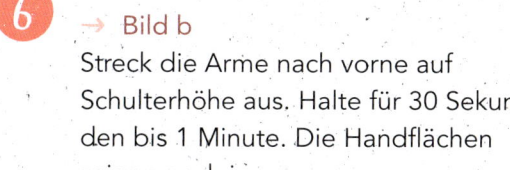

b

Abschlussentspannung

Ausgleichshaltung: Augenübung

Die Augenübung ist nicht direkt eine Ausgleichsposition. Aber dadurch, dass unsere Augen bei Balancehaltungen mehr zu tun haben und auch sonst im Alltag oft überanstrengt sind, hatte ich einfach Lust, hier eine mit dir zu machen.

1. Setz dich bequem in einen Fersen- oder Schneidersitz. Halt den Kopf gerade.
2. Lass die Augen nach rechts wandern.
3. Zur Mitte.
4. Nach links.
5. Zur Mitte.
6. Nach oben.
7. Zur Mitte.
8. Nach unten.
9. Zur Mitte.
10. Reibe die Hände aneinander, bis sie warm werden.
11. → Bild a
    Schließ die Augen und leg die Hände auf die Augen. So lange, wie du magst.

Atemübung: Wechselatmung

Die Wechselatmung wirkt reinigend und eignet sich sehr gut zur Vorbeugung von Erkältungen. Außerdem wirkt sie ausgleichend und bringt dich schnell wieder ins Lot.

1. Bleib in deiner Sitzposition.
2. → Bild b
   Verschließ mit dem rechten Zeigefinger das rechte Nasenloch.
3. Atme 10-mal durch das linke Nasenloch ein und aus. Löse den Finger von der Nase.
4. Atme 10-mal durch beide Nasenlöcher ein und aus.
5. Verschließ dein linkes Nasenloch mit dem linken Zeigefinger.
6. Atme 10-mal durch das rechte Nasenloch ein und aus. Lös den Finger von der Nase.
7. Atme 10-mal durch beide Nasenlöcher ein und aus.

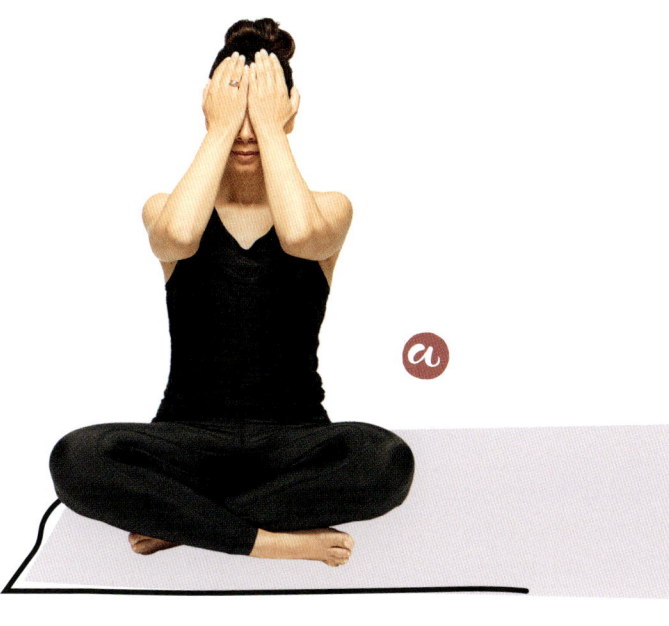

Schöner Gedanke für deine Entspannung

Geh in deine Entspannungs-position und mach dir bewusst, dass du frei bist, deinen Weg zu gehen. Alles liegt in deiner Hand!

Gut zu wissen

→ Die Schulter vom aktiven Arm sollte entspannt sein. Probier daher aus, ob du statt dem Zeigefinger einen anderen verwenden möchtest.

→ Du kannst auch mehr als zehn Atemzüge machen, hier gibt es keine Grenze nach oben.

Danke

Liebe Leserin, lieber Leser, ich hoffe, dass du mit diesem Buch einen einfachen Zugang zu Yoga gefunden hast und vielleicht sogar hier und da eine Inspiration, die deinen Alltag leichter und schöner macht. Es ist mir eine Herzenssache, zu zeigen, dass Yoga ganz einfach ist und es jedem Menschen, der darauf Lust hat, offensteht. Es braucht dazu, wie du vielleicht gemerkt hast, gar nicht so viel.

Weil Musik für mich Leben ist und meine Inspiration, habe ich mich beim Schreiben von einigen Interpretinnen und Interpreten mit ihrem Sound begleiten lassen. Als Dankeschön an die Künstler und an dich habe ich hier meine Schreibplaylist zusammengestellt. Ein ziemlich wilder Mix, der mich im-

mer motiviert hat, auch in Phasen, in denen es etwas zäher wurde. Schreiben ist – genauso wie das regelmäßige Yogaüben – nicht immer ganz einfach. Vor allem nicht im Lockdown, mit meiner dreijährigen Tochter, die auch etwas von ihrer Mama haben wollte, parallel zur Organisation meines Studios und was sonst noch in dieser besonderen Zeit angefallen ist.

Ohne die Hilfe meiner Mama hätten wir – mein Mann, unser Kind und ich – das alles nicht geschafft. Mama, du bist die BESTE! Und auch meine Schwester war als Tante oft zur Stelle, um als Kinderbetreuerin einzuspringen. Also, falls es bis hier noch nicht ganz klar war: Ich hab die beste Familie der Welt.

Meine Kreativ-Playlist:
→ Alice Boman
→ Bastille
→ Bombay Bicycle Club
→ Boyce Avenue
→ Daniel Hope
→ Donna Lewis
→ Gregor Meyle
→ Jessie J
→ Keeno
→ Landon Pigg
→ Max Richter
→ alles von Motown Music
→ Parra for Cuva
→ Peter Gregson
→ Petit Biscuit
→ Philip Glass
→ Stars
→ The Cave Singers
→ The Crown (Soundtrack)
→ The Paper Kites
→ Willow Smith

Amiena Zylla

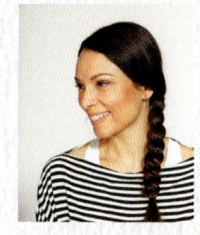

Ich komme aus einer Künstlerfamilie mit südafrikanischen, indisch-arabischen und deutschen Wurzeln. Geboren wurde ich in Südafrika, dort bin ich auch bis zu meinem elften Lebensjahr aufgewachsen. Das alles zu einer Zeit, zu der Menschen mit einer dunkleren Hautfarbe die Hölle auf Erden erleben mussten. Mein deutscher Papa, ein politischer Künstler, und meine südafrikanische Mama führten eine sogenannte Mischehe, die war in dem damaligen Apartheid-System verboten. Trotzdem durfte ich schon mit zehn Jahren in einer Tanzgruppe mitwirken, die mit ihrer Arbeit gegen die Rassentrennung rebellierte. Mein größter Traum seither war es, Tänzerin zu werden, ein Privileg, das in Südafrika nur Menschen mit einer hellen Hautfarbe vorbehalten war. Deshalb sollte er sich erst erfüllen, nachdem meine Familie nach Deutschland ausgewandert war.

Später ließ ich mich in Deutschland, Kapstadt, den USA und in Indien ausbilden zur Tänzerin, dann zur Tanz-, Sport- und Bewegungspädagogin und auch zur Yoga- und Pilateslehrerin. In meinem Studio in München bilde ich auch Yogalehrer aus (zertifiziert von der Yoga Alliance), und ich gebe Fortbildungen in dem von mir entwickelten Faszien-Yoga. Und wenn ich keine Kurse gebe, arbeite ich als Model, schreibe Ratgeber zu meinen Themen und bin als Expertin in verschiedenen TV-Formaten und Magazinen unterwegs.

Mein Credo: Den Frauen und Männern, die zu mir finden, möchte ich ein Gefühl von Freiheit auf der Yogamatte vermitteln und mit ihnen eine gute Zeit verbringen. Meinen Unterrichtsstil kannst du in meinen Kursen erleben, im Livestream, online oder persönlich im Studio.

Yogabücher & Links

Du findest mich unter den folgenden Links, wenn du Lust auf weitere Inspirationen oder ein Coaching hast oder wenn du mich ein wenig in meinem Leben begleiten möchtest. Und wenn du Feuer gefangen hast und noch tiefer in meine Yogawelt einsteigen möchtest, dann kannst du zu Hause oder unterwegs auch mit den Trainingsvideos auf meinem YouTube-Channel üben oder du schaust in eines meiner Bücher.

Amiena persönlich

www.instagram.com/amienazylla
www.youtube.com/amienazylla
www.facebook.com/zylla.amiena
www.amienazylla.com

Amienas Yogastudio

www.instagram.com/amienaswerkstatt
www.facebook.com/amienaswerkstatt
www.amienaswerkstatt.de

Amiena coacht dich

Du brauchst ein wenig Unterstützung und weißt nicht weiter? Für Coachings erreichst du mich hier: hallo@amienazylla.com

Bücher von Amiena im GU-Verlag

→ Yoga für einen flachen Bauch (Ratgeber Gesundheit 2019)
→ Yoga mit der Faszienrolle (mit DVD, 2018)
→ Pilates (blv im GU-Verlag, 2018)
→ Yoga Basics (2017)
→ Urban Yoga (2016; antiquarisch)
→ Dynamisches Faszien-Yoga (mit DVD, 2016)
→ Barre Workout (mit DVD, 2014; antiquarisch)

MEHR ENERGIE, MEHR WOHLBEFINDEN!

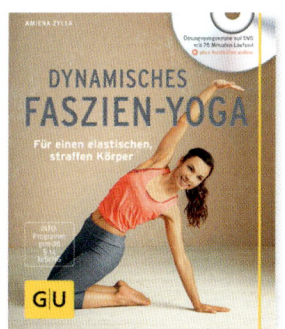

ISBN 978-3-8338-4757-8

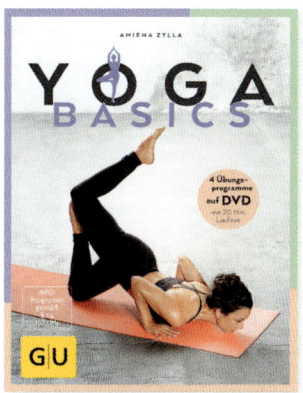

ISBN 978-3-8338-5947-2

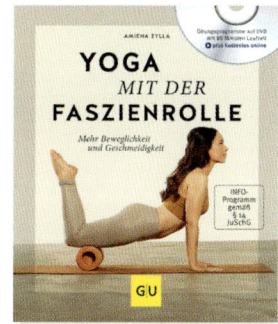

ISBN 978-3-8338-6413-1

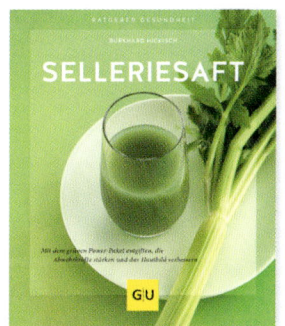

ISBN 978-3-8338-7537-3

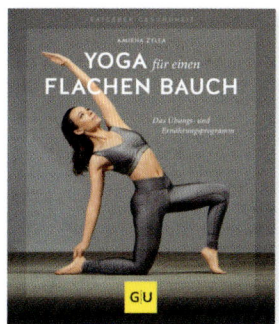

ISBN 978-3-8338-6885-6

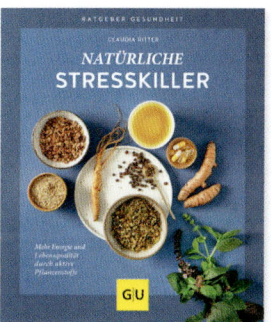

ISBN 978-3-8338-7550-2

Alle hier vorgestellten Bücher
sind auch als eBook erhältlich.

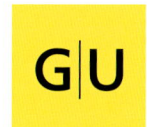

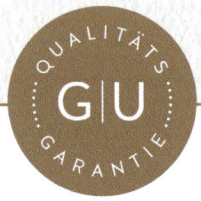

LIEBE LESERINNEN UND LESER,

wir wollen Ihnen mit diesem Buch Informationen und Anregungen geben, um Ihnen das Leben zu erleichtern oder Sie zu inspirieren, Neues auszuprobieren. Wir achten bei der Erstellung unserer Bücher auf Aktualität und stellen höchste Ansprüche an Inhalt und Gestaltung. Alle Anleitungen und Rezepte werden von unseren Autoren, jeweils Experten auf ihren Gebieten, gewissenhaft erstellt und von unseren Redakteur*innen mit größter Sorgfalt ausgewählt und geprüft.

Haben wir Ihre Erwartungen erfüllt? Sind Sie mit diesem Buch und seinen Inhalten zufrieden? Wir freuen uns auf Ihre Rückmeldung. Und wir freuen uns, wenn Sie diesen Titel weiterempfehlen, in Ihrem Freundeskreis oder bei Ihrem Online-Kauf.

Sollten wir Ihre Erwartungen so gar nicht erfüllt haben, tauschen wir Ihnen Ihr Buch jederzeit gegen ein gleichwertiges zum gleichen oder ähnlichen Thema um.

KONTAKT ZUM LESERSERVICE
GRÄFE UND UNZER VERLAG
Grillparzerstraße 12
81675 München
www.gu.de

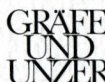

GRÄFE UND UNZER

Ein Unternehmen der
GANSKE VERLAGSGRUPPE

Impressum

© 2021 GRÄFE UND UNZER
VERLAG GmbH, Postfach 860366,
81630 München

GU ist eine eingetragene Marke der
GRÄFE UND UNZER VERLAG GmbH,
www.gu.de
ISBN 978-3-8338-8083-4
1. Auflage 2021

Projektleitung: Stella Schossow
Lektorat: Anna Cavelius
Bildredaktion: Simone Hoffmann
Umschlaggestaltung und Layout: ki36 Editorial Design, Bettina Stickel
Herstellung: Susanne Fuhrmann
Satz: griesbeckdesign, Dorothee Griesbeck
Repro: Longo AG, Bozen
Druck und Bindung: Drukarnia Dimograf, Polen

Umwelthinweis:

Nachhaltigkeit ist uns sehr wichtig. Der Rohstoff Papier ist in der Buchproduktion hierfür von entscheidender Bedeutung. Daher ist dieses Buch auf PEFC-zertifiziertem Papier gedruckt. PEFC garantiert, dass ökologische, soziale und ökonomische Aspekte in der Verarbeitungskette unabhängig überwacht werden und lückenlos nachvollziehbar sind.
Die GU-Homepage finden Sie unter www.gu.de

Bildnachweis

Cover: Johannes Rodach, Getty Images (Illustration), Creative Market (Hintergrund)
Fotoproduktion: Johannes Rodach
Illustrationenen: Franziska Misselwitz
Styling: www.susa-lichtenstein.de
Haare & Make-up: www.corinafriedrich.com
Syndication: www.seasons.agency

Wichtiger Hinweis

Die Inhalte dieses Buches wurden sorgfältig recherchiert und haben sich in der Praxis bewährt. Alle Leserinnen und Leser sind jedoch aufgefordert, selbst zu entscheiden, ob und inwieweit sie Übungsanleitungen und Anregungen aus diesem Buch umsetzen wollen und können. Die Autorin und der Verlag übernehmen keine Haftung für die Resultate.